U0339702

大国医

女人也须谨『肾』

许润三 著　92岁国医大师专为广大女性定制的养生秘诀

K 湖南科学技术出版社

图书在版编目（CIP）数据

大国医 女人也须谨"肾"/ 许润三著. -- 长沙 ：湖南科学技术
出版社，2018.9
ISBN 978-7-5357-9702-5

Ⅰ. ①肾… Ⅱ. ①许… Ⅲ. ①女性－补肾－养生(中医)
Ⅳ. ①R256.5

中国版本图书馆 CIP 数据核字(2018)第 026755 号

DAGUOYI　　NÜREN YEXU JINSHEN

大国医　女人也须谨"肾"

著　　者：许润三
策划编辑：陈　刚
责任编辑：何　苗
文字编辑：赵春杰
出版发行：湖南科学技术出版社
社　　址：长沙市湘雅路 276 号
　　　　　http://www.hnstp.com
湖南科学技术出版社天猫旗舰店网址：
　　　　　http://hnkjcbs.tmall.com
印　　刷：湖南凌宇纸品有限责任公司
　　　　　（印装质量问题请直接与本厂联系）
厂　　址：长沙市长沙县黄花镇黄花印刷工业园
邮　　编：410013
版　　次：2018 年 9 月第 1 版
印　　次：2018 年 9 月第 1 次印刷
开　　本：880mm×1230mm　1/32
印　　张：7
插　　页：4
书　　号：ISBN 978-7-5357-9702-5
定　　价：45.00 元

许老是我的长辈，也是我的良师。

俗话说："家有一老，如有一宝。"许老在东单中医门诊部出诊的这段时间里，仁心妙手，惠泽无数患者。许老从事临床工作70余年，内、妇、儿、外科皆擅长，以善用经方治疗男女不孕不育症著称，医界恒以"内、妇临床家"相称。尤其在治疗妇科疾病，如输卵管阻塞性不孕症、子宫内膜异位症、盆腔炎、功能性子宫出血、子宫肌瘤、更年期综合征等疾病方面颇有建树。早在20世纪80年代许老就曾用中药成功治疗了输卵管不通，被中央电视台播报后迅速引起众多海内外人士的关注。

许老还曾在短短三个月的时间内用中医的方法，成功治愈被西医判定为必须切除子宫的子宫肌瘤症患者。多年来，经他治愈的不孕症患者数以千计，遍及世界各地。许老如今已92岁高龄，仍不辞辛苦，精研医术，为祖国中医药学的发展作出了杰出贡献。

2017年，许老又被评为"国医大师"，这是国家对许老医术的最高肯定！而这份荣誉许老也当之无愧。作为国医大师、全国名老中医，许老以丰富的临床经验、渊博的理论学识、严谨的治学态度闻名于中医药界。大医精诚，厚德精术，每一位经他诊治过的患者，都对许老的妙手仁心赞叹不已。

许老诊治疾病时主张中西医结合，他在临床中不断发掘中西医之间的内在联系，取长补短。将西医的辨病指标转化为具有中医特色的辨证指标。通过两者的结合，能够让中医辨证更为客观、准确，极大地提高了疗效。

许老对中医的钻研和执着有目共睹。除了身体力行，坚持出诊造福患者外，许老仍在为祖国中医药文化培育更多的人才。在临床中，许老带出的高徒不胜枚举，为中医临床贡献了一批中坚力量。

如今92岁高龄的许老仍坚持在临床第一线，岁月的沉淀，让他的医术愈发精妙。都知道许老善治妇科疾病，殊不知许老治疗妇科疾病的精妙之处在于注重肝脾肾三脏，尤其重视从肾论治。因为妇科的经带胎产等病症主要是通过冲、任、督、带脉，尤其是冲、任二脉直接或间接的损伤表现出来的，而冲、任、督、带脉反映到具体的脏器中，实质上就是肝脾肾三脏。因此，补肾、调肝、健脾应该是妇科病治疗的大法。肾的功能对女性的生理病理有重要的作用，肾气的盛衰是人体生殖、发育和衰老的根本，所以许老在临床上治疗妇科疾病或者指导养生时，多以顾肾居多，同时也会兼顾肝脾。

许老的医术神奇，而他本人也是一位长寿老人，92岁的高龄，身体依旧健朗。名老中医都对健康都有自己的感悟，如今许老能将多年的临床经验汇集成书，实在是一大幸事。在这本书里，读者朋友们能从许老的行医点滴中，深入体会到他对当代女性健康的贴心建议，希望读者朋友们能学有所得，学以致用，用正确的知识为健康保驾护航。

徐永祥

于北京东城东单中医门诊部

2018 年 1 月

徐永祥：北京市东单中医门诊部创始人。

目录

第一章　我的中医之路

我与中医的缘分 ／ 2

我的学医之路 ／ 9

教与学两相宜 ／ 19

中西医各有千秋 ／ 28

用药如用兵，多不如精 ／ 37

从肾论证，兼顾肝脾 ／ 47

第二章　诊病治病，男女有别

男人要"肾"气，女人要"肝"气 ／ 58

女人一肾虚，衰老找上门 ／ 67

慢性盆腔炎不是"炎" ／ 74

长错地方的子宫内膜 ／ 83

肾好不怕更年期 ／ 91

第三章　细心聆听月经的"倾诉"

月经如期而至，健康乐无忧 ／ 102

定期造访的"好朋友"不来了 ／ 109

都是精神压力惹的祸 ／ 117

"不休息"的月经 ／ 127

让痛经不再痛 ／ 135

第四章　好"孕"女人更好运

孩子是幸福家庭的纽带 / 146

卵子排出有障碍，烦恼接着来 / 155

当卵子遇不到精子 / 164

一场由精子引发的过敏 / 173

第五章　名老中医告诉你如何养生

好心情胜过十服良药 / 182

均衡吃，健康美丽两手抓 / 190

阴阳平衡是身体的良药 / 197

未病先防，告别亚健康 / 206

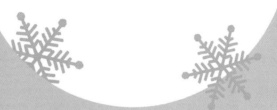

第一章

我的中医之路

我与中医的缘分

早在 20 世纪 70 年代，我就开始研究输卵管不通的病症。因赶上这时候国家正提倡计划生育，当时就有人指责我"破坏计划生育"，我一想，这话说得没道理呀！国家的计划生育政策是提倡生过小孩的人不要再生了，可是因病不能生育的不在这个范围，遇着这种情况要想办法治疗才是。一个女人不能生育往往影响家庭的幸福、和睦。身为医生的我如果可以避免这种情况的发生，何乐而不为呢？

　　我自己也曾得过一场大病，还差点夺走了我的生命，因此，我理解那些求医之人的痛苦。比如那些找我治疗的不孕症的女性，在和她们的交谈之中我发现，不少人有自卑、焦虑，紧张、愧疚的心理，不但身体受到疾病的侵扰，就连精神也会跟着受影响。医为仁术，医生自然要有一颗仁心，我作为一名中医，经过多年的总结，深知治病也要治心，疾病才能被连根拔起。

　　正因为如此，我坚定地走上了中医的道路。

　　我18岁那一年得了尿毒症，突然全身水肿，还昏迷了48个小时，父亲找来中医为我治病。人们常说的尿毒症指的是慢性肾衰竭的终末期，它不是一个独立的疾病，而是因为肾脏的功能丧失，而出现的一系列代谢紊乱的症状。幸好有中医的治疗，我的病慢慢好了，可以说我这条命是中医给救活的，也因为这场大病，让我对中医产生了浓厚的兴趣。

　　我父亲也力主我弃学而拜崔省三先生为师（崔先生是清代名医赵海仙的弟子），开始学医。父亲

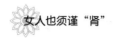

是个长工，一直备受剥削和欺侮，所以他觉得我通过学医，可以救人、防病、广达人情、受人尊敬，脱离那时的苦难境地。

因为自己对中医产生兴趣，再加上父亲的支持，我坚定地进入了中医的大门，开始了从医的道路。没想到后来中医又救了我。我从小就体弱多病，1959年，我肝脾肿大，西医主张切除，说做手术还能活3年。我不听，一直坚持服用张仲景的鳖甲煎丸，结果却好转了。20世纪60年代末，我在北京延庆、怀柔，河南商丘、宁陵以及河北遵化等地区下乡期间，患有严重的胃病，导致便血，但我没有选择用西药治疗，而是前后服了100多服中药，最终彻底治愈。

中医多次拯救我于危难之中，那时候我就坚定了要当医生的信念，立志要坚持吃中医这碗饭，这么多年从未动摇过。如今，我已经行医几十年了。

1953年，为了响应政府号召，我与当地4位西医大夫开设了阜宁县新沟区联合诊所，同年进入盐城地区中医进修班学习西医学技术。1956年考取南京中医学院医科师资班，毕业后分配到北京中医学院任教。

那时候正赶上中医的低迷时期，所以中医学院的师资力量不足，临床、教学任务繁重，于是我一人就要讲基础、诊断、内科等多门课程，临床带教更是内、外、妇、儿各科都要上。直到1961年，妇科急需教员，当时任教务长的祝谌予先生就把我调到妇科，任妇科主任，也就是从那时候起，我一直专注于妇科，算来已经有40年左右了。

前面几十年治的病种更多一些，而后面几十年则是更专一些。不过，不论是哪一类型的病，在诊断和治疗上有一定的相似之处，比如我不论看哪一种疾病都是采用辨证论治。经过几十年的临床实践，我深深认识到了辨证论治是中医学的精髓所在。临床上我经常采用辨证与辨病相结合来治疗，这么多年来，也确实收到了不错的成效。

辨证与辨病并不是我首创，最早的提出者是被后人称为"医圣"的张仲景，他的作品《伤寒论》

是第一部既辨证又辨病的临床专著，仲景确立的辨病分证诊治的思想体系为后世医家所遵循。但是随着西医的发展和进步，传统的辨证和辨病已经不能满足人们认识和治疗疾病的需要，开始渐渐显露出其局限性。为了克服这种局限，要学会逐步利用西医学的辨病指标。我们要承认，西医在解剖、生理、病理、诊断、判断预后等方面，都可借以弥补中医学的不足。所以，我在临床上总是积极利用现代化的诊断手段，而治疗则按中医辨证论治的原则遣方用药。

我自己是个中医，也推崇中医，但是我也不排斥西医，早在1953年参加中医进修班的时候，我就对西医产生了浓重的兴趣。但兴趣归兴趣，主次应该分清才是。我主张的是西为中用，衷中参西，发挥中医学的特色和优势。虽然有一段时间中医不受重视，不过是金子总会发光的，现在也越来越多人开始重视中医了，并且也越来越多人找中医看病，服用中药，可以说，中医中药有广阔的发展前景。

但文化有精华和糟粕，中医文化也是一样。精华的东西不应该被丢弃在历史潮流中，而应该去其糟粕，取其精华，把精华部分继承下来并不断发展创新。但是现在许多年轻的中医师只看西医的书，很少看中医的书，临床上被西医理论绑住了手脚，只知道对症治疗，忘记了辨证论治的根本，这实在令我担忧。在此我想对在中医学院学习的学生们说："辨证论治乃中医之特色，丢掉了它，也就难以成为一名真正的中医。"

其实中医也追求与时俱进。比如说将原属西医的辨病指标转化为具有中医特色的辨证指标，不仅可以提高辨证的客观性和准确性，而且还给传统的辨证思维方式加以新的思路。临床上可根据患者当时的情况，灵活应用"证病结合"或"无症从病、无病从症"以及"舍证从病、舍病从症"等取舍方法，通过分析了解疾病的本质，进而提高疗效。

例如，盆腔炎病变在辨证论治的基础上，根据局部病变的性质、程度等具体情况作针对性的加减用药，如果附件增厚、压痛明显，加蒲公英 15 ～ 30

克，龙葵 15 ～ 25 克，桃仁 10 克；附件炎性包块的话，加莪术 10 克、皂角刺 10 克、王不留行 10 克；输卵管结核加蜈蚣 3 ～ 5 克、夏枯草 10 克，根据不同的情况，选用不一样的药材，这样可使治疗更有针对性。

我原名叫许富之，《礼记·大学》中有"富润屋，德润身"这句话，从中理解到作为一名医生，"润屋润身润德"很重要，为自己取名"润三"。为了这个"三润"，我几十年来坚持学习，并学会从中寻找学习的乐趣，通过"临证—理论—再临证"这一条路，将学到的知识变成了自己的东西，然后利用这些知识拯救人于危难和痛苦之中，就像当初中医拯救了我一样。

我的学医之路

我在崔老师的门下学习了4年，学徒期满后就离开老师独立诊病。刚出师不久，我就遇到了一个有意思的病案。

那日我在家中，有一人急匆匆赶来请我去看病，他神色慌张，言语着急，我忙问怎么回事，来人缓了一口气，神色依然着急，说："木匠叫我过来请您过去看病。木匠的妻子过自家门槛的时候，一个不慎就摔倒了，更吓人的是，摔倒了也没有起来，而且眼口鼻都出血了，还不断抽搐，现在已经昏迷了。"

一听病情我觉得很严重，着急地跟着来的人一路小跑过去了。在这个路程中我从他口中得知，木匠的妻子姓周，因为连续四次妊娠分娩都是女孩，丈夫非常生气，老婆刚生完第4胎没多久，就让她下地干活了。这可不是闹着玩的，刚生完小孩，女性身体的元气还没恢复，就让人去干活，肯定得出问题。患者因为劳累、受凉而发高烧、头晕，一个不注意就被自家的门槛给绊倒了。

我一进患者家门，就看到两位头发花白的人在患者旁边把脉问诊。原来木匠不只请了我一个医生，还用毛驴另外请来两位头发花白的老中医。我们各自为患者诊病，但是我们却得出了不一样的结论。两位老中医开的都是发汗、祛风的药物，并命家属将患者的头发放在热水锅里煮，帮助她发汗。而我认为患者是产后类中风，已无发热、无表证，属于血虚风动引起的抽搐和出血。

对于无发热大家都能理解，就是说身体没有发热的现象，那什么是表证呢，就是指外感病邪侵入人体后所出现的，恶寒发热、头痛身疼、关节疼痛、咽痛口渴等，无表证的意思就是没有出现上面的那些症状。

因为精血同源，所以我认为此时还给患者发汗，必定会增加风动，本来患者就是因为血虚风动而出现的抽搐和出血，治疗的时候万不可再用发汗、祛风的药物，而是应该养血祛风开窍。正所谓"治风先治血，血行风自灭"，这句话出自明李中梓的《医宗必读》。他说这句话的意思是治疗风证可从血来治，通过补血、养血、活血，让气血通畅，风邪也就随之而解了。

两方的意见不同，木匠最终采用了两位先生的方案。这也情有可原，我那时刚独自出来治病没多久，而两位老中医毕竟有这么多年的治病经验，照着一般人的想法，自然选择相信经验丰富的老中医了。

次日清晨，我刚起床没多久，听见有人在敲门，"砰砰"地响，显得非常急切，我忙去开门，一打开门，就看见木匠皱着眉，神色悲痛。看到他这样的神色，我心想坏了，可能是木匠的妻子情况不好了。果然，木匠告诉我患者服下药之后，情况非但没有好转，反而越来越坏，身体更凉了，好像快要死了。木匠来找我，想请我最后再去看看。

一进木匠的家门，就看见患者已经被放在芦席上了，等着死亡来临。我仍然坚持养血祛风，采用十全大补汤加防风、羌活送服至宝丹开窍。当晚，木匠跑来告诉我患者已经苏醒了，只不过还是觉得半身麻木、乏力。我说："醒过来一切就好办了。"我继续给患者以养血活血的通络方，用十全大补汤加水蛭、䗪虫等。服用了十余剂之后，患者就可自行下地行走了。经过慢慢调养，身体也恢复过来了，次年还生了一个大胖小子，全家大喜。

　　每次救人于危难之后，我都会更加坚定继续走中医之路的决心，感觉以前我为了学中医所受的苦都值了，4 年的学徒生涯并不是那么轻松的，但我非常庆幸自己坚持了下来。现在回想起来，以前的学徒生活真是苦呀，但也正是因为这份苦，才能成就今天的我。我通常用"苦、抄、悟"这三个字来概括我的学徒生活。

　　以前给人当学徒，跟现在可不一样，现在的学生跟着老师认真学习知识就行了，以前我还要伺候师父一家的饮食起居，但知识也不能落下。白天跟师学习、记录脉案，4 年抄了数不清的案例了。晚上揣摩脉案，苦读老师家藏的医书，遇到不懂的地方，也要仔细揣摩，直到弄明白才行。千万不能遇到不懂的地方，直接就跳过了，这不是好的学习之法。我也明白，学医重在心悟，能够举一反三。

　　我跟了崔老师多年，也看过老师治疗各类疾病的验案，感受到了中医疗效的神奇。行医之初，我

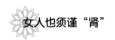

有些忐忑，每日都要拿着老师的脉案诊病，看证把脉之后索案下药。到了晚上，就要思索一下白天的脉案是否合理，翻阅医学文献来印证我自己的看法。就是在这样的临证中，我对疾病有了一套比较完整的认识。

我白天临证，晚上读书，有一段时间还经常读到深夜 12 点，临床技能提高很快。我也时常跟我的学生说，读书临证要相互印证，才能做到理论与实践紧密结合。这种边学边干、边干边学的方式，正是传统师承的优势所在，也是目前院校教育很欠缺的方面。

可以说，我这一生经历了几次"研修经典—回归临床"的循环过程，每一次循环，我都受益匪浅。所谓"经典不厌百读回"，并不是指死读死记就能提高，而是在每次研读之后，结合临床，不断指导临床，在运用中加以印证，从而发现问题，再回到经典温习揣摩理论，只有在这种反复研读的过程中，才能达到常读常新、不断提高的效果。

"活到老，学到老"，是一个人的学习态度，随着社会的进步，终生学习的概念已经深入人心了。我在中医临床工作了这么多年，我非常同意作为一名中医临床工作者，终生读书，刻苦研读中医古籍是我们必须要做好的事情。但是读书也不能盲目地读，要有一定的方法，我不是说有捷径，成功没有捷径，只有脚踏实地，勤勤恳恳地干，才能进一步靠近理想的目标。

首先，要打好古文基础。中医的几部重要的经典书籍，均成书于秦汉时代，可想而知，当时表述的文字语言以及思想，无不渗透着时代文化的印记，跟如今的白话文有着很大的差距，尤其中医古籍，生僻字多。如果不打好古文基础，看都看不懂，更何谈去研究？我呢，因为有10多年的私塾学习经历，对古文有一定的基础，幼年记诵的《论语》等经典书籍条文至今还能朗朗上口。所以，读医书之前，

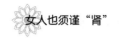

应该将中国传统文化的功课补一补，补课之后，读经典书籍才会变成一件比较容易的事，读多了，也有利于自己掌握传统文化，增强自己的修养。

在选书方面，要精泛结合。中医学有2000多年的历史，自有文字记载开始到如今，中医古籍浩如烟海，年轻的中医师面对这么多的古籍医书往往会头疼、犯难，这么多的书怎么读得完？因此，我们更要学会精泛结合的读书法。

我根据自己的临床经验和读书心得，认为该精读的中医古籍有：中医基本理论宗《黄帝内经》《难经》；杂病宗仲景书《伤寒论》《金匮要略》；温病宗吴瑭的《温病条辨》；本草宗《药性赋》。这些精读的书籍必须要熟读、熟记，而且条文务求烂熟与胸中，读一次两次不够，一生中都要不断地重复精读。在这个过程中，也不要忘了在临床中进行印证，只有反复去临证，才能真正理解和掌握经典的含义。

在精读的基础上，也要选择各个历史时期著名的医学书籍进行泛读，其中包括了医案、医话、心悟等几大类，因为这几类书籍记载了作者读书临证的心得以及真切感受，我们可以试着去体会一下，比如《医学衷中参西录》《景岳全书》《医学心悟》等书籍，都是可以作为泛读的材料，可以帮助学中医的人积累知识，拓宽思路。精读的书要结合临床，泛读的书也一样要结合临床，这样才能真正有所体会，才能通过体悟转化为自己的东西。

我平时读书会记笔记，也时常写写学习心得，因为我觉得好记性不如烂笔头，而且多看多记多写还可以让我对所学知识的理解更准确、更完整、更深刻，同时还能够发现和思考更深层的学术问题，提高读书效果。

举个例子，我曾经以"冲任督带与妇科的关系"为命题，写过一些经方在冲任督带理论指导下临床运用的文章，在我写的过程中，受益良多，不仅可以广泛展示冲任督带及其方药临床运用价值，也开阔了自己运用经方治疗妇科的思路。

　　回想起来，我的求医之路算是顺畅的，受了些苦，但总归学到了东西，并开始治病救人。因为我自己也曾经饱受疾病的折磨，所以很理解患者的心情，只要想到在这世界上还有如此多的患者等着别人伸出救援之手，我就会更加坚定地走中医这条路，一走就是几十年，现在依然继续着，永不停歇。

教与学两相宜

我当学徒那会，白天跟着老师出诊、抄方子，晚上拿着记录的脉案仔细琢磨，还要抽出时间读读医书。我读的启蒙书籍是《黄帝内经》《难经》《本草经》《伤寒杂病论》《温病条辨》等经典著作。我家就在江苏，因此我随老师出诊的时候见到的病患多为因"伤寒""发热""出血"等前来就诊的内科患者。我发现老师经常使用经方和吴鞠通的卫气营血方剂治病救人。4年的时间，我跟随老师临床学习，对老师反复使用的方剂，经常加减的药物，以及患者对疗效的反馈等进行——揣摩，并牢牢地记在心里。

4年学徒生涯结束后，我自行开业行医，也经常会用到从老师那里学来的仲景经方、鞠通方，用的多了，我有了一些不同的发现和感悟。我认为治疗一些温热病患者，由于用寒凉药物过了，就抑制了仅存的一丝阳气，从而久治不愈，因此应当配伍适量附子温阳之品，这样才有助于患者病情向愈。也由此感悟到，机体的阳气是健康的原动力，必须加倍呵护，过用寒凉之物则会伤及阳气，以致于机体无力抗邪；同时，寒凉容易使邪气凝滞，阻碍了气血运行而造成血瘀，加重病情。

1956年我考取了南京中医学院医科师资班，系统学习了中医知识，1957年，我从南京调到北京中医学院任教。从南到北的经历以及所见疾病的变化，确确实实地给我的学术思想、诊病特点带来了影响和变化。

南方多见热病，而北方，因为气候寒冷，患者的身体大多阳虚体寒，寒性疾病多发。鉴于这些特点，我仔细研读了《景岳全书》，对张介宾的补肾阳，重视命门之火的理论有了较深的体会。所谓的命门之火，就是生命的本元之火，指的是肾阳，能温养五脏六腑，且关系着人的生长、发育以及衰老等。我那时还经常与当时的同行，现代名医印会河、刘渡舟、陈慎吾、胡希恕等经方大家讨论中医临证，更加确立了"温经助阳，温经活血"的学术思想。

带着这个治疗的理论，我在临床上也越来越多地使用温阳类的药物，比如桂枝茯苓丸、温经汤、二仙汤、艾附暖宫丸等温经名方，附片、桂枝、肉桂、巴戟天、鹿角霜等温阳药物。

这些年来我把所学到的以及所感悟到的用在临床上，也用到教学上。我刚调到北京任教那会儿，中医学院的师资力量严重不足，即使我刚毕业没多久，还是得身兼多门课程，内、外、妇、儿科都要上。后来又因为妇科急需教员，所以祝谌予先生就把我调到这个部门，之后就一直留在妇科了。

我出诊，也教书，这么多年下来，受益匪浅，因为学习经典的同时若是能够积极参与教学，那么将有助于经典知识的系统整理与融会贯通。因此，我觉得学中医的人，如果你有机会参与教学，特别是经典课程的教学，千万不要觉得辛苦或是麻烦，这反而是个很好的机会，对提高中医理论非常有效。另外，我自己也有编写教材。通过认真编写教材，系统地备课温习，针对疑问查阅资料，也让我对中医学有关学术体系有了更加全面、更加具体的认识和理解，临床辨证论治的能力也有了较大的飞跃。

我从师承开始，也受益于师承，跟随着老师学习，可以早早地接触临床，并且接触比较多的临床，在实践中学得更多，更扎实，但是这种师承的方法也存在缺乏系统学习的缺点。我的临床、教学的工作经历已经有60年了，对于现代中医教学体系想说一说我的看法。

首先从教师队伍说起，就拿妇科教师为例，我主张临床带教的教师必须是具有丰富的临床经验，具备良好的表达能力，且工作要在 10 年以上的中医妇科专科医生。我认为基础知识与临床实践密不可分。通过理论—实践—再理论的螺旋式上升的过程，不断提高中医妇科的诊治水平，不断更新中医妇科的知识结构，最终使中医妇科的知识与临床诊疗融会贯通。因此，中医妇科的临床教学一开始就应该两者并重，不可偏执一端的教学思维模式，也就是说要突出特色的临床知识讲解的同时，也要加强专科临床见习、实习实践。

只有高资质的教师才能正确引导学生，完成上述所说的较高起点的教学任务。另外，教师带教期间可安排经验丰富并有专长的专家和老中医进行一定量的教学查房，这样方能保证教学效果，达到教学目的。作为从事中医教学的教师必须改变从书本到书本的教学模式，书念得再好，若是没有临床实践，那也只是纸上谈兵，表面上看很厉害，实际上只是空有其名罢了。因此，如果要参与教学，我建议教师们在闲暇之余应该经常研读中医经典著作，经常接受"理论—实践—理论"的螺旋式上升的认识训练，且每年都要从事临床的工作，不少于6个月，只有这样，才能不断提高对中医的认识，才能在授课的时候做到言之有物。

教师队伍的素质上去了，教材也应该作出相应的改变。假如你翻看过中医学的教材，你会发现，现在不少的教材都是按照八股文的编排方式，大多是按病进行辨证论治，虽然体现了中医的特色，但是放在临床上来看，实用性非常差，因为证型和方药都是根据书本的编排来选择。面对这样枯燥的教材，学生很容易就没有了兴趣，有的转学了西医，这还怎么发展祖国的中医特色呢？

还需要注意的一点是，在教材编写中，要一一罗列出疾病的主症，让人看出重点所在。一个疾病的主症，可以是症状，可以是脉象，也可以是舌苔，这要根据具体的情况来定，并不是一成不变的，所以在编写教材时，应该选用最具代表性、最能反映疾病本质的作为临床主症，而次要的症状可以简要列出。

我说个例子，比如说妇科崩漏，出血期的脉象应该是辨别气虚、血热的关键，而其他症状和舌象只是作为参考。历来中医描述血热的典型症状，多为血色鲜红、面赤口干、尿黄便干、舌红等，但在妇科临床发现有部分血热出血的患者并没有上述的症状，而因为出血量大，病的时间又长，就诊的时候更多地表现为一些贫血的症状，比如面色苍白，颜面、下肢浮肿，头晕乏力，舌苔淡嫩等。若是仅仅以全身的症状加以辨别，会将一部分阴虚血热的患者误辨为气虚证。因此，出血期的辨证应该以脉象为主，症状和舌象则作为参考就行。

教材中选方组药也需要作出改变，一般习用传统的方书中一些著名方剂，在临床实际中很可能不好用。所以，不能单单选用著名的方子就行，而应该结合各科的情况精选现代医家的方药来实践，收到疗效之后的处方可以教给学生。

随着时代的进步，现在各科临床上有不少非常有疗效的古方和当今医家历经由博反约、去粗取精而形成的方药，都有非常好的临床实用价值，可以在教材中呈现出来，向学生重点推荐，使学生学以致用。

善用别人有效的经验，也是使自己少走弯路的一个好方法。以前我看到章次公治疗出血善用瞿麦、益母草，我觉得这药用得不错，临床中也活用此药；魏龙骧老先生用生白术治疗便秘，我在治疗妇科疾病伴有便秘的患者时也经常会用此药；张山雷用贯众来治带下病，于是我在治带下的方药中也常常加入此药。他山之石，可以攻玉，何乐而不为？

最后，我想从中医学习的课程安排来说一说。中医药大学的课程安排最好先中后西，而且还要强化中医的课程。从"四大经典"开始，因为人的认知过程都有"先入为主"的特点，要是你一上来，对中西医的课程没有偏重，再加上中医会比较难学一点，毕竟看古籍医书也是挺吃力的，很容易造成西主中随，而出现废医存药的可能。只有让中医的概念深入学生内心之后，再开设西医课程。

中医的教育关系着中医未来的发展，中医院校的学生被西医同化的现象非常令人担忧，师带徒的方式是非常好的中医教育模式，但是带徒也缺乏规模效应。因此，学校教育更是需要重视这些问题，从源头抓起，改变模式，创新和发展中医药文化。

这里我只是发表一下关于中医教学方式的看法，老师资质要高，教材要变，课程安排要得当，要以中医为主，但不是说我不用西医，我在诊病的时候也借助西医的方式方法。我并不排斥西医，因为西医也有西医的好处，而且可以成为促进中医发展的力量。

中西医各有千秋

我是 1926 年出生的，5 岁入私塾，10 岁考进东崔小学就读 6 年级，后来考入当时的苏北联中，在兵荒马乱中肄业。到了 1941 年，也就是我 15 岁这一年，我患上了黑热病。

所谓的黑热病，是主要以中华白蛉为传播媒介的慢性传染病。淮北地区的自然环境有利于白蛉的滋生，加上以前那里的居民多住在土墙草屋，墙面不粉刷，缝隙也多，简直是白蛉最好的栖身之所，促成了黑热病在皖北地区肆虐，夺走了很多人的性命。我家在江苏阜宁，比较靠近发病的地区，于是我很不幸地染上了。那时父亲带我去看了西医，打了针，病就慢慢好了。

因着这一层关系，我虽是中医，但是并不排斥西医，相反对它有着相当大的兴趣。1953年响应政府号召，与当地4位西医大夫开设了阜宁县新沟区联合诊所，同年进入盐城地区中医进修班学习西医技术。

我认为中西医两大学科各有所长，应该互相取长补短。它们之间的不同是：西医诊断注重局部病变，而中医诊断则是注重全身影响；西医治疗偏重共性，相同的病多用同一份药，治疗规划化、程序化；中医治疗会根据每个人的情况不同而有所改变，也就是说偏重个性，量体裁衣，每个人的药也会有所差异。

由此看来，西医更注重局部、共性，而中医更注重整体、个性，中西医结合实际上也就是整体与局部、个性与共性的结合，既全面又有重点，可避免治疗的片面性，提高治愈率。

所以对于中医来讲，应该尽可能地了解和掌握西医学知识，这也是时代的需要，因为学习西医可以为中医治病带来不少的好处。

第一，西医的诊断可以作为中医四诊手段的补充，使我们的辨证更加准确。我在第一节的时候说过，传统的辨病与辨证越来越显露出局限性，中医的发展也要紧跟着时代的步伐才行，首先表现在我们可以借助西医的力量。我们不可否认，西医学一直在发展进步，我们也不能故步自封，而是要从传统的局限中走出来，借鉴一些好的东西，利用西医学的辨病指标，来弥补传统的辨病与辨证方法上的不足，别忘了他山之石，可以攻玉。

第二，西医的诊断可作为中医治疗前后疗效对比的证明，比如有人去看病，用西医的诊断技术知道这位患者得了什么病，以及病情如何。然后这位患者选择吃中药来治疗，吃了一段时间之后，再用西医的诊断确认一下现在的病情如何了。中医治疗前后的疗效对比通过西医的诊断一下子就能够分辨出来，这种疗效的对比也能令人信服，易使医学界所承认。

第三，西医有时候也可为中医治疗提供指导。有些病，中医诊断常常没有特异性症状，如"卵巢囊肿""输卵管阻塞"等病，但通过B超或输卵管造影可发现阳性指征，这时应该选择"无症从病"。所谓的"无症从病"，就是未能通过望闻问切察觉出来，或者尚未表现出症状，而此时通过西医的检测却明显能看出来，这时临床上必须从病论治。我再细说一下，拿输卵管阻塞来说吧，多数输卵管阻塞患者往往很难有自觉症状，仅在子宫输卵管碘油造影时才被发现。

以上就是西医带给我们的好处，两者结合更能全面具体地认识疾病，然后对症治疗。既然说到了

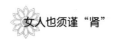

"无症从病"，我就来说说中西医辨证的关系吧。

中医所说的证，不只是一个症状或一个综合病症，而是概括了产生疾病的各方面因素和条件，这些因素结合不同体质而表现出各种不同的证。中医的辨证虽然是从症状着手，但通过分析症状的部位、原因、性质，比如说脏腑、病因、八纲、卫气血营、六经等，归纳成比症状更接近疾病本质的证，也就是说症是疾病所表现出来的表面现象，而证呢，则是更接近疾病的本质。中医也有病的名称，比如说痛经、闭经、不孕症、痢疾、黄疸等，但中医认识疾病基本上是从症入手的，从"整体"着眼，强调个体性质，这是中医的辨证特点和独特优势。中医能在中国大地上延续了几千年，肯定有它的实用性，事实证明，也真的救活了很多性命。

但随着时代的发展，也由于历史条件的限制，中医对疾病内在病理变化的认识比较肤浅，限制了中医药的针对性，此时，西医的出现，让不少人认为中医是缺乏科学性的，是迂腐的。的确，西医认识疾病是以解剖学和生理学为基础，对人体结构、功能所发生的病理改变及其变化规律都研究得比较透，即西医对疾病的研究鞭辟入里，从器官、组织、细胞以及生物大分子的形态和生化特征的改变入手。但是西医也有自身的缺陷，西医很容易忽视疾病所发生的对象是活生生的人，见病治病，很少考虑个体性的因素，这也是妨碍西医疗效提高的原因之一。

中医有其长处，西医也有其长处，应取两者之长。因此，我常用中医来辨证，西医来辨病，因为它们两者的结合能从不同侧面反映疾病的本质，达到目前中医与西医单独治疗所不能达到的疗效。

举个例子，中医对盆腔结核的辨证，多以阴虚血热为主，采用养阴清热的方法治疗，临床上常见的是全身症状改善，但是对于局部结核病灶的作用不大。这时候用西医的诊断，在辨证用药基础上，选择一些有抗结核作用的中药配合治疗，那么疗效就会得到很大的提高，要比单纯的辨证要好得多。

"无症从病"在上面已经说了，接下来说说什么是"无病从症"。无病是指目前未能诊断出来的病，比如说一些不明原因的带下，分泌物镜检或者培养阴性，阴道窥诊、盆腔检查也没有发现任何异常，但通过中医辨证却可以发现患者脾气虚弱或者肾阳亏损。那么，就应该从中医的辨证入手，用完带汤或者右归丸之类方剂加减治疗，常常能振奋脾肾的功能而使患者慢慢恢复正常。

完带汤是祛湿剂，有补脾疏肝、化湿止带的功效。成分有白术、山药、人参、白芍、车前子、苍术等，它还有一个歌诀是这样的：完带汤中用白术，山药人参白芍辅，苍术车前黑芥穗，陈皮甘草与柴胡。右归丸是补益剂，有温补肾阳、填精止遗的功效。有很多中药成分都有君臣佐使的关系，右归丸中以附子、肉桂、鹿角胶为君药，主要用来温补肾阳、填精补髓。以熟地黄、枸杞子、山茱萸、山药为臣药，有着滋阴益肾。养肝补脾的功效。另外还配有当归、杜仲等药，来达到治疗目的。

如果还不是特别懂，我再举一个例子。有些患者身上浮肿，但去医院检查都没有确切的结论，只能定为浮肿待查，可从中医来看，根据浮肿形成的病因病机，按照个体的差异，可以把其分为血虚、脾虚、气滞等几类。病因确定了，就可以对症下药了，分别采用益气养血、补脾祛湿、理气行滞等方法来治疗，往往能获得令人满意的疗效。

中西医结合的现象是令人欣慰的，但是我们不能太过乐观。现实中，中医院校的学生被西医同化的现象非常严重，这也涉及了我前面提到过的教学问题，中医药大学的课程安排必须要先中后西，增加中医的课程。如果不在教学方面下功夫，中医的未来实在令人堪忧。

如今国家很重视中医药的发展，中医不会消亡，但发展起来困难重重。照现在这样的中西医结合法，

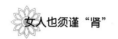
中医最终会被吞掉。现在有不少人用研究西药的方法研究中药，比如说黄连，本来能治好几十种病，但是西医将它弄成了黄连素，就只能治拉肚子而已。还有麻黄，弄成麻黄素，功效也由宽变窄。现在，用药也面临着不公平待遇，有毒之药，中西药都有，中药的不能用了，西药却能照用。因此，也影响一些疾病的治疗。

用药如用兵，多不如精

我用药喜欢用温补，过去南方人热病、瘟疫居多，70% 以上就诊者为危重患者，通过大量的临床观察，我体会到危重患者若是用药太过于寒凉，容易使患掩盖真实的病情。与之相反，如果用药偏温，患者有不适可及时被发现。

我的治疗原则更接近温补学派，所谓的温补学派指的是在以薛己为先导的一些医家在继承李东桓

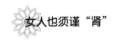

脾胃学说的基础上，发展探讨了肾和命门学说，从阴阳水火不足的角度来探讨脏腑虚损的病机而辨证治疗，并建立了以温养补虚为临床特色的辨治虚损病证的系列方法，强调了脾胃和肾命阳气对生命的主宰作用。在辨证论治方面，立足于先后天，或者偏重脾胃，或者偏重肾命，并且善用甘温之药。其中温补学派最具有代表性的就是薛立斋、赵献可、张景岳、李中梓等多位名家。

其中李中梓从小就非常聪明，12岁考了"童子试"第一名，但是因为从小体弱多病，对功名利禄不上心，反而致力于研究医学。不少医生在学医之初会拜师学医术，但是李中梓是没有拜过师的，他的医术得益于他孜孜不倦的自学。他看了很多的医书，对金元四大家的学说也有了深刻的体会，继承了其中好的地方，对于不太好的地方提出了许多修正的见解。由于有着丰富的医学理论知识，在临床上试验，没想到收到了良好的效果，他的名声慢慢地传开了，并成为当时上海四大名医中最负盛名的人物。

他强调，人有两本，一是先天之本，二是后天之本。一个良医应该了解人体之根本，治病时才可以正本清源，诸多症状自然能够迎刃而解。中医学认为，先天之本在于肾，而后天之本在于脾。婴儿还在母亲的肚子里形体未形成的时候，就先有了两肾，因此，肾为先天之本。婴儿生出来，一日不食就会饥饿，七日不食则会死亡。因此脾胃为万物生发之母，是人体一切的营养来源，故脾胃为后天之本。我在临证的时候也尤为注重脾胃的情况，因为人体免疫功能的强弱关键在于脾胃功能是否强大。脾胃功能低下会直接影响药物吸收，且加重肠胃的负担。因此，在治疗方面要注重人之根本，即先天之本和后天之本。

在温补学派出现之前，明代时中医用药多苦寒，常常损伤脾胃，克伐真阳，不但治疗效果不明显，又引起了新的寒凉时弊，像是肠胃消化功能减弱、食欲减退、身体怕寒，等等。为了改变这种状况，才会演变出温补药，像是右归丸，桂附地黄丸等方剂，这些温补药剂里常用到肉桂、附子、干姜、鹿茸等温热性的药物。这些温热的药物不仅可以抵消滋阴药的寒凉，还可以增强患者的新陈代谢，大大地提高了疗效。

我经过多年的临床实践，也得出这么一个认识，寒凉之品易伤脾胃，影响消化吸收，降低了抵抗力。热药虽然也能使个别人上火，但是容易纠正过来，而凉药过用抑制生理功能则比较难恢复。由此，我治疗妇科病一般都是用温药，比如说治疗闭经，用药以温肾为主，常常选用参茸卫生丸或二仙、巴戟等药来振奋卵巢功能。即使治疗期间症状表现为热象，此时也应该平补肝肾，而不用清热凉血之品，怕用了之后卵巢功能会受到抑制，得小利而失大局。

我很重视经典著作，善用经方，一般选方用药首推仲景方，他的方剂组成短小精悍，借鉴多了，慢慢地形成了自己的风格，用三个字来概括，就是"稳、准、狠"。"稳"即冷静辨病，"准"即诊断准确，"狠"即用药量大，或者用别人不大敢用的药，比如说附子，国家规定最多只能用 10 克，可实际上有很多医生的用量都会稍微超过这个限度。我也是，因为我觉得"大毒治病，十去其九"，我也曾经将生乌头、生附子用于肺癌临床，大戟用于输卵管积水，治疗的效果都很明显。

其实，像这种以毒攻毒的做法早已不是新鲜事了，现代医学中也有用到这个方法，比如说化疗，就是典型的以毒攻毒。化疗是化学药物治疗的简称，通过使用化学药物来杀灭癌细胞，用的药物为细胞毒药物，通过口服、静脉或者体腔给药等方式，使药物随着血液循环遍布全身的绝大部分器官和组织，这样才能达到治疗的目的。回到正题上，以毒攻毒是中医学上辨证施治的一种治疗方法，就是用含有毒性的药物来治疗大毒类疾病，只是中医越来越少

用毒性大的药了，反而用药方面越来越平和，一开
就是几十味药，多的竟然有上百味，但这也容易造
成主次不分，其结果是治不好病，也治不死人。

我反对这样的平和，虽然药有三分毒，但无毒
不治病，只要用之得当，中医同样能治疗危急重症。
在大病之下应该大胆地使用"毒药"，就是使用那些
药性峻猛，有一定毒性的药物，这样才能解救患者
于危难之中。比如说治疗早期肝硬化腹水、渗出性结
核性胸膜炎选用十枣汤，其中的药味有：芫花、大戟、
甘遂、大枣。前三味药峻猛有毒，容易伤到人的正气，
所以用大枣十枚为佐，既能缓和诸药毒性，又能益
气护胃，减少用药后出现的不良反应，总之能够邪
正兼顾。虽然这些药含有毒性，但在临床上使用可
以起到意想不到的效果。

我很推崇张仲景的用药原则：药味少，分量大，
能单刀直入。我在临床上也遵循着这样的原则，我
的方子药味最少的只有三味，看起来风险比较大，

但是效果却不俗。

我一直强调经典医学著作的重要性，并要求熟读这些经典，但我并不是说要把这些东西一股脑地、不管好坏地全部接收，而是应该在熟读之后，消化领悟，化为已有，这才是掌握了古方的精髓。但这还是不够的，因为单单只是继承了，却没有去创新，中医只能在原地踏步，最终只能被淘汰。所以，学中医应该师古而不泥于古，要敢于创新。

中医药文化是中华民族在与疾病长期斗争的过程中积累的宝贵财富，更是组成中华民族优秀文化的重要部分之一。随着人们生活水平的提高，健康意识和理念也不断地增强，人们对中医药有了新的需求，因此，我们要学会继承，并且在继承的基础上勇于创新。因为只有继承了，才能为发展和创新奠定基础。而创新则是中医发展的动力，生命之源。

由于深刻地认识到了这个道理，我重视经典著作，也经常在古方中进行加减，古为今用。比如说

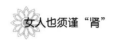

四逆散，它在《伤寒论》中用于治疗少阴枢机不利，阳气不得宣达的四肢逆冷症。我经过深入分析方剂组成，认为此方既有宣达郁滞、解痉止痛的功效，又有解热、镇痛、消炎等药理作用，所以对于治疗一些盆腔炎症及气滞血瘀所致的闭经、痛经、头痛等可以使用我从《伤寒论》《金匮要略》中借鉴的药方，这不仅扩大了古方的应用范围，也给妇科疾病治疗以新的思路。

需要强调的是，在运用四逆散的时候，要注意患者月经以及大便的情况，若是月经提前、量多和大便稀的，四逆散应该要慎用或者禁用，因为这个方子理气活血的作用较强，容易促使月经更为提前。

这么些年在用药上也有自己的体会和见解，总结如下。

第一，补肾药物大多滋腻，易滞气血，临床应用的时候，常常辅以行气活血之药物，使补而不滞。

第二，对于妇科出血性疾病切勿盲目地滥用止血药及过早使用炭类等收摄药，恐瘀血内滞，闭门留寇。所谓"闭门留寇"，顾名思义就是把盗贼关在了屋里，用在中医上就是有病邪在内的时候，先进行了补虚，虚虽然补了，却是相当于关上了门，将病邪留在了体内，这样更难把病邪驱逐出去了。因此，当邪盛体虚的时候，治疗当先祛邪，而不是贸然进补。

第三，根据阴阳互根的理论，补肾主张三七开。即补肾阳者，七分阳药，三分阴药；补肾阴者，七分阴药，三分阳药。

最后，历代古籍中虽然记载了孕期应该慎用或禁用峻下滑利，去瘀破血，行气破气以及一切有毒药品，但在病情需要时，也可以适当应用，所谓"有故无殒，亦无殒也"。但需严格掌握用药的程度，等病情减了大半之后应该即刻停用，否则就会有害胎儿。古籍提出半夏有动胎之性，然而在多年的实践中未见半夏用于妊娠恶阻有动胎之象，而其降逆

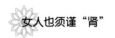

止呕之功甚好。

通过上述所知，其实我善用经方，偏于温补的思想由来已久，不但适用于妇科疾病，而且适用于中医其他疾病。我在行医习医的过程中始终在经方的指导下，遵循张仲景辨证与辨病相结合，以及方证对应相结合的重要学术思想，并在此基础上发扬创新，赋以新意，使其对妇科临床更有指导意义。

从肾论证，兼顾肝脾

学习中医的人一定不能自卑，中医有自己的疗效。西学中的学生和中医院学院毕业的学生总对中医持怀疑的态度，不愿意深入研究中医，很难提高疗效。

西医对中医有着不少的误解。比如西医认为中医辨证很宏观，西医则是微观。我认为这种说法有失偏颇，中医是宏观调控，微观调节，有时是超微观，一些西医看不好的病，中医通过辨证能够看好。

再比如，西医认为中医的脉，10个大夫摸10

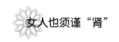

个样。其实准确来说，西医诊病典型影像10个大夫一个样，但对于不典型的影像10个大夫也是10个样，和中医看脉象是一个道理。典型脉象，诊断都一样，不典型脉象，诊断可不一样。中医是以证来测脉，以脉来测证，脉象更是不一样了。就好比说肝郁证，脉不弦也可以写脉弦。我诊病则是根据实际脉象，脉不弦不写弦，但用药也用疏肝药。脉弦一般说明气郁，可能是心情不畅或者其他的原因引起气机不畅。

因此，学中医的学生必须正视中医和西医的关系，要以中医为主，西医为辅，如果只是跟着西医后边跑，中不中，西不西，将来必定什么也掌握不好。

我一直坚持走中医的路，经过70多年的临床研究得出结论：中医在现有的十几个分科中，与西医相比，妇科的优势最大。除了少量必须做手术的疾病以外，其他许多妇科疾病，西医的治疗方法和药物都很有限，而中医中药的疗效却占明显优势。

为了突出中医特色，我把研究重点放在了西医疗效比较差的疾病，比如说输卵管阻塞、子宫内膜异位症、子宫肌瘤、功能性子宫出血、慢性盆腔炎等病，尤其在输卵管阻塞上有着独特的疗效。

1999 年我在美国进行学术交流期间，遇到一位台湾妇女，她当时 36 岁，几乎是绝望地跟我说，她患有输卵管阻塞已经很多年了，曾花费了 9 万多美元做过 8 次试管婴儿，每一次都抱着很大的希望，可是每一次都失望而归。这么多年下来，希望都要被耗光了。当时我正好在美国，她听别人说我在治疗不孕症方面有些方法，抱着试一试的心态来找我。我想，当时她或许是抱着破罐子破摔的心情来找我的吧，毕竟已经没有其他的办法了。我开了药给她，服了 36 服汤药之后，她怀孕了。看到发自内心的微笑重新挂在她脸上，我也很开心，她终于重拾了生活的希望。

自从 1961 年被调往妇科到现在已经有 56 年了，治疗妇科疾病我也有自己的一套理论。我治疗妇科病注重肝脾肾三脏，尤其以肾脏论治比较多。因为女性的胞宫与奇经八脉中的冲、任、督、带四脉有密切的联系，妇科的经带胎产等病症主要是通过冲、任、督、带，尤其是冲、任二脉直接或间接的损伤表现出来的。

我先解释一下比较专业的名词。胞宫又被称为子宫或女子胞，是能够定期产生月经以及孕育胎儿的器官。其中冲脉，任脉二脉都起于胞中，当女性身体发育到一定的年龄，肾精旺盛，冲任二脉相应的也会气血充足，月经就来潮了，为孕育胎儿提供了条件。假若肾气衰竭，冲任二脉就会气血不足，就会出现月经不调、闭经，甚至是出现不孕等病症。《妇人良方大全》中也说："夫人病二十六种，皆由冲任劳损所致。"我根据冲、任二脉形成月经、生殖、哺乳等功能分析，认为它与女性的神经—内分泌系统（包括肾上腺、卵巢、子宫及附属器官等）密切相关，是妇女生理、病理特征的维持者，是中医妇产科理论的核心。

也就是说，冲任督带这四脉跟女性生理联系密切，这四脉反映到具体的脏器中，实质上是肝脾肾三脏功能的体现。为什么这么说呢？还是先从奇经八脉说起，其中冲脉还有另外一个称呼，叫"血海"，能被称为"海"的，其作用都不能小看。古人认为，十二经脉的气血就像是地上的河流一样，有生命力，永不停歇地奔向大海，即"百川归海"。中医上有"四海"这个说法，分别为"髓海""血海""气海"和"水谷之海"。简单来说，"髓海"是我们的大脑，"气海"是膻中，"水谷之海"是胃，而"血海"就是我们的冲脉了，是十二经的气血汇聚的地方。而血的来源依赖脾气的化生和肝气的调节，血的储藏依赖肝的贮藏和脾气的统摄。

任脉也是起于胞中，因为具有调节月经，促进女性生殖功能的作用，所以有"任主胞胎"的说法。任脉虽主胞胎，但气血、津液、阴精都源于脾胃的化生，而孕育和胞胎又赖于肾气的盛衰。也就是说，脏腑、气血、经络是维持和调节妇女生理活动的基础，若是脏腑失常了，气血就会失调，继而冲任督带就会损伤，于是导致了各种妇科疾病的发生。因此，补肾、调肝、健脾应该是妇科病治疗的大法。

《素问·上古天真论》里说："女子七岁,肾气盛,齿更发长。二七而天癸至,任脉通,太冲脉盛,月事以时下,故有子……七七,任脉虚,太冲脉衰少,天癸竭,地道不通,故形坏而无子也。"意思是女子到了七岁,肾气会旺盛起来,更换牙齿,头发也开始茂盛起来。到了十四岁,天癸来了,任脉通畅,太冲脉旺盛,月经则按时来潮,这也就具备了生育子女的能力……到了四十九岁,任脉气血虚弱,太冲脉里的气血也衰弱了,天癸枯竭,月经断绝,所以形体也跟着衰老起来,失去了生育的能力。

根据这样的理论,我认为,肾的功能在女性生理及病理上更处于关键的地位,肾气的盛衰是人体生殖、发育和衰老的根本,所以我在临床上治疗妇科病以肾论治居多,同时也会兼顾肝脾。

肝对应五行中的木,在五气中属风,因此被称为风木之脏,喜条达,恶抑郁,是藏血的脏器。由于女性的月经、怀孕、分娩等生理活动都是以血为根本,如果肝脏出现了毛病，藏血功能弱了，那么就没有足够的气血支持女性的生理活动，从而导致了多种妇科疾病。因此，调肝对女性来说非常重要。

我认为调肝要包含两方面，一方面是养肝血，另一方面是舒肝气。要根据患者的诊断情况，再考虑采取哪个方法。若是以肝血虚为主，常用方为四物汤；若是偏于肝气郁，则要在养血的基础上，加上平和理气药，逍遥散是肝郁的代表方剂。

逍遥散的组成有：柴胡、当归、白术、茯苓、白芍、甘草、薄荷、生姜。

四物汤的组成有：熟地黄、当归、白芍、川芎。

在逍遥散中，当归、白芍养肝血，柴胡舒肝气，这也体现了妇科病的治疗以养血为主，肝血得养则肝气不郁。但为什么只有加一味柴胡来舒肝气呢？虽然肝很怕郁结，但是如果过于疏肝，肝气会越来越郁。因此，即使临床上肝郁的症状表现很明显，也应该选用平和的理气药，比如说制香附、合欢皮、萱草、炒薄荷、黑芥穗等。另外，逍遥散中的茯苓、白术均为健脾祛湿的药，适用于那些肝郁血虚、脾失健运所导致的妇科病。

四物汤是补肝代表方，有养肝血、柔肝体的意思。方中用熟地黄、白芍来养血柔肝，当归、川芎来养血活血，两相结合，有补有泻，是妇科补血活血的良方。临床上我经常会用，是偏重补血，还是偏重活血，会根据患者的具体情况在药味和剂量上加以调整。如果以养血为主，那么则会重用熟地黄、白芍，可加砂仁来防滋腻碍胃；如果以活血为主，则会重用当归、川芎。稍微加一些白芍来养血收敛，防止活血太过而伤了阴血。

脾为后天之本，气血生化之源，主运化、统血及升提气机，与妇女生理、病理有密切关系。若是脾胃功能失调，也会引起多种妇科疾病。健脾的代表方有归脾汤、完带汤以及补中益气汤。

归脾汤中有：人参、白术、黄芪、茯神、当归、远志、龙眼肉、酸枣仁、木香、生姜、大枣。它是妇科补血的代表方，临床上常用于治疗脾虚不摄引起的月经过多，崩漏并继发贫血者。

完带汤中有：人参、白术、山药、苍术、陈皮、甘草、柴胡、白芍、荆芥穗、车前子。临床上经常用完带汤治疗脾气虚弱、带脉不固的带下病。带下属于身体虚弱造成的功能性带下，无生殖器炎性指征，临床表现为带下清稀无味，连绵不断。在运用此方的时候，常加用鹿角霜、菟丝子、覆盆子等温肾止带之品。

补中益气汤中有：人参、白术、黄芪、当归、陈皮、升麻、柴胡。在临床中常用于治疗阴挺，方中以人参、黄芪、甘草健脾益气；当归、陈皮活血行气；升麻、柴胡相当于佐使的药，有帮助升提的作用，用量小，3～5克就行，不可过量。因为参芪术草是甘温之药，都具有上升之性，若升麻、柴胡用多了，就会引起头晕。

肾是先天之本，为水火之脏，是人体生长、发育、生殖的根本。肾是天癸之源，古代女子称月经为天癸。女性肾气盛，肾阴肾阳平衡，那么任通冲盛，体健经调，胎孕正常。反之，那么经、孕、胎、产诸病丛生。因此，肾在女性生理和病理上有着特别重要的作用，由于肾的主要功能是藏精，只宜封藏，不宜泄露，所以治肾应该以补益之法。妇科肾补代表方为左归丸、右归丸、五子衍宗丸。

左归丸包含的药味有：熟地黄、山药、山茱萸、枸杞子、川牛膝、菟丝子、鹿胶、龟甲胶。

右归丸包含的药味有：熟地黄、山茱萸、山药、枸杞子、菟丝子、鹿角胶、杜仲、当归、肉桂、制附子。

五子衍宗丸包含的药味有：枸杞子、菟丝子、五味子、沙苑子、车前子。

这些用药并不是一成不变的，临床疾病复杂多变，用药应该根据病情灵活多变，方剂相互搭配，以适合病情需要。比如说治疗大法以补益肝肾为主，则用四物汤合五子衍宗丸加减；若是以调肝理脾为主，则以逍遥散加减；若是以调补肝肾为主，则以定经汤加减。看情况灵活应用，方可以不变应万变。

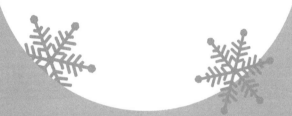

第二章

诊病治病，男女有别

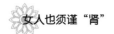

男人要"肾"气，女人要"肝"气

　　明王肯堂在他的《证治准绳·幼科》里记载了这么一个医案：一个人老是想生儿子，可是天不遂人愿，一直没有生出儿子来，一直到了五六十岁，终于得偿所愿，生了一个儿子。但是呢，虽然有了儿子，这个人也是很发愁，因为这个孩子体弱多病。你想呀，人的一生当中最佳的生育年龄是二三十岁，可他却是到了五六十岁才生了儿子，这时候已经年老体衰，身体大不如从前了，所产生的精子的质量肯定比不上二三十岁那会儿。所以，这个孩子先天禀赋不足，从生下来开始体质虚弱，四肢无力，到了该走路、说话的年龄，也不会说话，更是不会走路，父母看了也很发愁。

由于孩子太小，还不能正常进食，更别提说吃药了。分析了孩子的情况，王肯堂想出了一个妙招，就是让孩子的奶娘服用滋补脾胃的药，通过奶娘的乳汁，间接地补充了孩子虚弱的脾胃之气，先把脾胃搞好了，才能消化吸收，接下来再进一步补充不足的先天之精，也就是补肾。事实证明，这是一个好方法，因为孩子的情况在好转，脾胃之气健壮了，先天不足的精气也得到了补养，身体一天比一天好，在他两周岁的时候，终于学会走路了。

从这个医案，我们可以看出，先天禀赋不足会影响人的生长发育，那么什么是先天禀赋呢？其实指的是肾精，藏在人的肾脏中，对人的生命具有决定性的作用。《医宗必读》说："肾为先天之本。"先天指的是人体受胎时的胎元。《灵枢·决气》又说："两神相搏，合而成形，常先身生，是谓精。"由此我们可以知道，这种先天的精气，是从父母那里遗传来的，是人体生命的本原。这种先天物质，不仅维持着人的生命，而且从受精卵发育成熟为胚胎，并进一步发育成胎儿，这种先天的物质都起着根本性的作用。即使出生之后，这种物质也是不可或缺的，因为它具有促进人的生殖功能发育成熟的功能，就是因为肾中所藏的先天精气如此重要，所以中医把肾称为"先天之本"。

因此，先天之精对每个人都重要。但是生活中我们常常听到男人要补肾，女人要补肝，那这意思是女人就不养肾了，男人就不养肝了？那么男补肾，女养肝这个观念是对的还是错的呢？

传统观念认为，男性要养肾，女性要养肝，这是有道理的。中医讲，肾藏精，肝藏血。而男人又是以精气为主，女人以气血为主，所以男要养肾，女要养肝。

男性的生长规律有生、长、壮、老、衰，这些都是与"精"息息相关。因为肾藏精，肾的功能就是储藏精气，所以，男子以肾为本。要是肾精不足，肾就不好，造成肾虚，肾虚被认为是百病之源。如果男性肾不好，很容易出现疲劳以及腰膝酸软的症状，也影响了性能力，更影响了身体素质，大大降低了免疫力，甚至会导致生殖方向的异常，比如说阳痿、早泄、遗精、不育等病。

来找我的患者大部分是女性，但也不排除男性，我记得有不少男性患者来找我看不育症。其中有一个是出租车司机，30岁，姓王，在北京开出租车5年了，2年前结的婚，想要个孩子，可是两个人努力了很久他妻子也没有怀上。去医院检查发现是他的问题，查精液常规有前列腺炎，而且精子24小时不液化，白细胞高，腰酸。

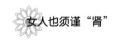

　　前列腺炎是男性常见的生殖系统疾病。得了前列腺炎，临床上的表现为排尿时有灼烧感，排尿疼痛、尿急、尿频、尿不净，会阴、耻骨上区、腹股沟区以及生殖器会有疼痛之感等。一般以慢性前列腺炎为主，相当于中医学里说的"淋证""淋浊""清浊""腰痛"等范畴。

　　我们知道前列腺是男性生殖系统中最大的一个附属性腺，但前列腺很脆弱，如果不多加注意，很容易生病。因为前列腺是尿道与外界连接的通道，当人体感到疲劳或者不洁性交时，外界的病菌很容易入侵造成前列腺感染和炎症。当然原因不止这一个，比如长时间憋尿、性交过于频繁、频繁手淫或者忍精不射等导致前列腺过度充血，很容易引起炎症反应。另外，像是精神压力大、熬夜、吸烟、饮酒等不良的生活习惯也是诱发前列腺炎的原因。

　　王先生的前列腺炎也是影响怀孕的一个原因，因为前列腺分泌的前列腺液是精液的重要组成部分，前列腺出现了炎症，精液就会受到影响，精子质量就会下降，影响正常怀孕。

王先生查了精液常规，24 小时不液化。一般来说，射精之后精液排出体外会立即凝固，随后在 30 分钟之内就会液化，液体化之后精子才会游动起来，经过"长途跋涉"与卵子结合。如果超过 30 分钟还不液化，我们就会叫精子不液化症。不液化的精子活动受限，又如何能跟卵子会合。如果不及时治疗，就会影响生育。

精液不液化在中医看来，属于肾精肾气不足，气血失养，而且王先生身体瘦弱，是阴虚的体质。除了自身身体的原因，频繁的房事，饮食不良、生活不规律也能引起精子不液化。

王先生阴虚火旺，我就先用六味地黄丸或六味地黄丸加丹参、三七、蒲公英来滋养肾阴，清虚火，调整他的体质，使其强壮，如果不考虑体质，祛邪就会伤及正气，欲速则不达。

　　我开出的处方有：柴胡、当归、生地黄、山药、山茱萸、丹参、三七、砂仁、蒲公英。其中山茱萸补养肝肾，并能涩精；山药则补益脾阴，也能固精，最后达到补肾填精的效果，加当归、丹参益气养血。通过这个处方让男人的肾气强盛起来，提高精子的质量，加速液化时间。

　　由此看来，肾脏对男性健康的重要性不言而喻，男人要养"肾"气。

　　而为什么说女性肝比较重要呢？因为肝藏血，而女性的月经、怀孕、生产这些生理特征，这些都是与"血"分不开的，故女人要养肝，也就是养血，这样才能有足够的血来支持女性的生理活动。要是血不够了，也很容易导致女性身体出现各种问题。

　　"女子以肝为先天"，健康美丽的女人离不开健康的肝。有人曾做过比喻，要是女人的肝不好，就如同土地缺了水，长期得不到滋养的土地就会贫瘠，甚至开裂，又怎么可能长出树木和花草来？即使真的长出来了，也肯定枯黄枯黄的，没有生气。

肝作为一个大血库，不但可以藏血，而且有着疏泄气血的作用。中医学认为，肝主疏泄，调节人体精、气、神、血、水的正常运转。肝健康，那么肝的疏泄功能正常，血液在身体里运行都是通畅的，面色自然红润，而且散发着健康的光泽。但如果肝出现了问题，那自然没有足够的血来滋养女性的身体，且肝的疏泄功能也会受到影响，血行不畅，气血不均，疾病也跟着来了。

肝除了藏血和疏泄的功能之外，它还有其他的功能，比如说肝主谋虑。这个说法最先开始在《黄帝内经》里提到，意思是人体的精神活动跟肝密切相关。由于女性本身情感比较丰富，更容易多愁善感，所以对女性来说要注重补肝调肝，让肝脏发挥它原有的作用，气机才能畅通无阻，远离疾病。

所以说，传统医学说男养肾，女养肝是非常有道理的。我们也知道，中医说的是一个整体的概念，身体的每个部位都有着自己独特的作用，也与其他的部位息息相关，有着牵一发动全身的关系。又由于肝肾同源，肝脏和肾脏的关系更是密切，一荣俱荣，一损俱损，在治疗的时候，两者都要兼顾到才可以。而肾精对每一个人都很重要，不论男人还是女人，所以女人也需要补肾气。

女人一肾虚，衰老找上门

一说到养肾，多数人都会以为只是男人的事，没女人什么事。然而这是一个误区，因为养肾对女性来说同样重要。

肾为先天之本，主生长、发育、生殖，女性朋友一生的成长、发育、生殖、衰老各个阶段的生理过程都离不开肾气，而且女性特有的生理现象，比如月经、白带、胎孕、分娩、哺乳等也与肾中之精密切相关。

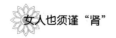

《素问·上古天真论》指出：女性先天的肾气从七岁以后逐渐旺盛，到十四岁左右初步达到充实的水平，天癸已发育到极盛时期，从而导致任通冲盛，使月经按期来潮，并有了受孕的能力。到了四十九岁，肾气虚衰，性功能衰退，丧失生殖能力。

一般认为男人肾虚，会严重影响性功能，而女人肾虚，不仅会导致性冷淡，还可以表现在外貌和外形上，比如说长胖了，长斑了。

我看过很多女患者因为肾虚美丽不再，她们会出现头发早脱、皮肤不好、月经紊乱、心情抑郁、记忆力下降、早衰等症状，甚至还会引起很多妇科疾病，比如说月经不调、痛经、闭经、白带清稀、子宫肌瘤、胎动易滑等。简直可以说，女人肾虚，是加速衰老的催化剂，也是万病之源。

有不少妇女到了一定的年纪就开始长胖了，不禁会感到奇怪，为什么我照着以前那样吃，也没有多吃，肚子上的肉就多了起来呢？看到自己体形开始变化，于是就减少饮食，可即使饮食清淡，食量也减了不少，也一直减不下去。这种胖叫虚胖，也是肾虚的一个表现。

妇女肥胖也有可能会引起闭经。我的诊治思路是这样的，不排卵的肥胖患者开始不胖，但是随着闭经逐渐发胖。中医认为肾虚为本，肥胖是标，所以肥胖闭经应该以补肾为主。若是效果缓慢，可以加一些活血化瘀、化痰之品，怕的就是因为肥胖，卵泡周围脂肪过厚，影响卵泡的排出，所以应该消痰脂，刺激卵泡突破。

中医说肾生髓，而"脑为髓之海"，肾跟大脑的关系也非常密切。所以，如果肾精充足，大脑就会得到滋养，那么人的头脑就会变得发达，记忆力变强，反之，如果肾精不足，就没法充分滋养大脑，造成记忆力下降。

另外，肾脏好不好，看头发就知道。因为发质好坏与肾中精气是否充足有很大的关系。毛发的营养虽然来源于血的滋养，但是究其本质应该是在肾。当肾中精气充足的时候，髓海充盛，并随着督脉的经气上行，就可以滋养头发，使头发乌黑茂密。反之，头发就会干枯稀疏，还很容易脱落。因此，头发如同一面镜子，能反映健康状况。女性朋友们，如果你们觉得自己的头发枯黄稀少，是时候补一补肾了。

西医学认为下丘脑—垂体—卵巢是女性性周期轴，与中医相对应的是：下丘脑相当于肾气，垂体相当于天癸，卵巢相当于冲脉，子宫相当于任脉。因为任脉主一身阴精，主胞胎为妊养之本。这是一条关系非常密切的轴，只要其中一环出现了问题，就会引发一系列的问题。由此也说明了，养肾对女人更是重要，可以说，养肾就是养颜。只有养好了肾，将肾虚赶走，才能拥有白皙的肤色，顾盼飞扬的神采以及健康的体魄，留住青春，延缓衰老。但这条美丽与健康之路并不是这么好走的，肾虚无时无刻地潜伏在你的身边，只要生活习惯一出现差错，马上就盯上你。广大女性读者们，为了你们的美丽着想，要养成好的生活习惯才行。

第一点，不要长时间憋尿。现在妇女能顶半边天，女性大多有自己的工作，有时候工作忙起来都没时间上厕所，于是"一憋再憋"，等到实在憋不住了才去卫生间，这往往对身体有一定的伤害。因为经常憋尿，膀胱内的尿液会越积越多，而尿液是要排出体外的，它带有细菌以及有毒物质，但是因为憋着没能及时排出体外，很容易造成尿路感染，甚至影响到肾脏。

第二点，饮食合理均衡。如今物质丰富了，人们的生活水平也越来越高，饭桌上经常能见到鸡鸭鱼肉蛋等食物，很容易就吃过了量。过食这些食物不仅使人容易肥胖，而且还会给肾脏增加负担，影响肾脏功能的正常发挥，久而久之，肾自然就被"吃"坏了。

第三点，不要过度劳累。平时工作太累，或者精神压力大，很容易损耗阴液，也就是损耗肾气，导致肾气不足。从临床上来看，不少肾炎患者的发病与长期过度劳累有关系。看来，女性还是要好好地爱自己，千万不要给自己太多的压力，适当放松一下，要学会劳逸结合。

关于养肾，很多人认为养肾就是壮阳。这肯定是不对的，女性也养肾，难道说女性也需要壮阳吗？不论男性还是女性，都有肾功能，肾虚也不仅仅表现为性功能的改变，还有其他一系列的变化。生殖功能的衰退只是其中的一种症状，养肾补肾的目的更是在于摆脱身体的亚健康状态。

而且肾的精气包含着肾阴和肾阳，肾阴是"真阴"，有濡润脏腑的作用，是人体阴液的根本，肾阳为"真阳""元阳"，对人体各脏腑起着温煦和生化的作用，是人体阳气的根本。肾阴和肾阳在人体内相互依存，相互制约，保持生理上的动态平衡，是妇女精血的来源。精血虽有赖于脾胃的生化、统摄，肝的贮藏，肺的调节，心的运行，但必须依赖于肾中阴阳的平衡，精气旺盛，才能维持女性正常的生理活动。

所以，肾虚也就有了肾阴虚和肾阳虚之分，如果你肾阳虚了，才可以"壮阳"，但是如果你是肾阴虚了，原本阴虚就火旺了，你再添一把火，身体怎么能受得了。因此，养肾之前一定要先分清自己是属于哪种肾虚，不要盲目进补，否则将得不偿失。

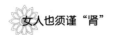

慢性盆腔炎不是"炎"

友人劝我留在美国出诊，我拒绝了。因为我发现许多到国外施行中医的人鱼龙混杂，有不少人对中医的领悟不够深，却能够轻易地通过打擦边球的办法在国外搞中医，结果不伦不类、益己误人。对此，我十分担忧，这样迟早会砸了中医的牌子。另一方面，我觉得中医的土壤在中国，只有在中国的土地上继承，才能更好地推向世界，让更多的人认识我们博大精深、源远流长的中医学。

　　因为救命之缘，我走进了中医，也因为兴趣和热爱，我继续走中医之路，即使在不受有关部门重视的那个年代里，我也没有改变初衷。当时我为了突出中医特色，把研究的重点放在了西医疗效比较差的疾病上，比如说输卵管阻塞、子宫内膜异位症、子宫肌瘤、功能性子宫出血、慢性盆腔炎等。西医对妇科疾病除开刀手术外，在治疗方法和治疗药物上都很有限，而中医中药却能占明显的优势。

　　就拿慢性盆腔炎来说，用中医中药来治疗的效果会比用西药好，这是为什么呢？且听我道来。盆腔炎是盆腔周围结缔组织以及盆腔腹膜等炎症性病变的总称，有急性和慢性之分，而慢性盆腔炎是妇科的常见病、多见病。据报道，因下腹及腰痛就诊者约占妇科门诊数的四分之一，可见，慢性盆腔炎很常见。

　　本病的临床表现主要是长期反复发作的下腹部或腰骶部疼痛，白带增多，月经失调和痛经等。相当一部分患者因为此病导致输卵管堵塞而不孕，也

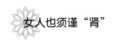

有文献报道，妇科炎症是异位妊娠的发病率明显升高的直接原因。除此之外，对女性生活和工作也产生了不好的影响。因为慢性盆腔炎病程长，迁延难愈，而且还经常反复发作，谁能受得了呀！长久下来会导致患者神经衰弱，精神抑郁，肯定会影响到工作和生活的质量。

从西医学概念上来看，所谓的慢性盆腔炎的"炎性"病理改变会呈现组织充血、水肿，纤维组织增生、增厚和粘连等，此时多无病原体的繁殖和活动，因此对抗生素不敏感，治疗也较差。所以西医一般用理疗的方法来治疗，就是利用物理因素通过对局部的直接作用，来调整血液循环，促进营养代谢，提高免疫力，达到预防和治疗疾病的目的。但是采用理疗来治疗慢性盆腔炎只能暂时缓解症状，往往患者在劳累、经期、性生活或生气后又会复发，目前西医没有理想的疗法。

而中医治疗慢性盆腔炎有着自己的优势，要发挥这个优势，首先要先认清中医药治疗的不足之处，我认为这里边也存在着比较突出的问题。其一，现在有些中医在治疗慢性盆腔炎的时候会选用清热解毒的中药，可我认为这个治法并不是非常符合中医诊治该病的理念。其二，现在市场上非常多的非处方中成药，也是拟用清热解毒法则来组方，如此下去必将因清热解毒等凉药的长期运用带来负效应，对中医诊治该病造成很坏的影响。

凡是急性炎症，大家的习惯思维多用清热解毒的药，比如典型代表方剂五味消毒饮，以金银花、蒲公英、紫花地丁、生地黄、生甘草等药物清热解毒为主治疗。因而对于慢性炎症，许多中医一听有"炎"字，也往往习惯性地在处方中加入清热解毒药物，以为"炎"是中医的"毒"。可慢性盆腔炎并不是"炎"，一味用清热解毒的药反而会伤害身体。

实际上，盆腔炎多为经期、产后或盆腔手术后调摄不当，气血失调，不慎感染湿热邪毒，热入血室，瘀阻冲任引起的。根据不同的临床表现分为急性和慢性两种。急性盆腔炎中医辨证为冲任瘀热证，治以清热解毒利湿、理气活血通络为主。也就是说，急性盆腔炎的治疗确实需要考虑"炎"及"毒"的存在。而慢性盆腔炎则不然，因为其病机需要更细微的认识和思考。

慢性盆腔炎的发生，多是急性盆腔炎治疗不及时或不彻底所致，而慢性炎症的患者多数存在阳气不足，无力伐邪的情况。也就是说，人体修补恢复功能不足的情况下，若是一味地用清热解毒的药，则邪不去而真元愈伤，反而助邪，导致药到病不除的情况。因此，对于慢性盆腔炎，要仔细辨证，对症下药，方能迎刃而解。

其病细究起来应该考虑如下：女性胞宫胞脉等重要脏器位于人体下焦，冲任督带通过经脉与五脏六腑相联系，以获取精微营养，借以完成胞宫胞脉的孕育作用。一旦病邪经过阴户侵入，并且阻塞于胞宫胞脉时，势必会让胞脉的气血运行受阻，进而瘀滞不通，最终导致"瘀血"的产生。瘀血一方面是病理产物，一方面也是导致慢性盆腔炎下腹疼痛诸症发生的重要发病机制，不通则痛，所以慢性盆腔炎的患者以疼痛症状为主要临床表现，出现下腹疼痛、腰骶疼痛、痛经等症状。妇检的时候往往发现宫体触痛、附件增粗或增厚，甚至形成盆腔包块。

从解剖学来看，女性盆腔内两至三条静脉伴随一条同名动脉循行，大静脉干之间有较大的吻合支形成众多静脉丛，且生殖系统的静脉丛又与旁脉、直肠的静脉丛相通。这种丰富复杂的循环特点是盆腔器官完成其功能所必备的结构，同时也为盆腔"瘀血"的形成提供了病理条件，尤其当盆腔感染时，盆腔组织充血使盆腔静脉运行更加缓慢，最终导致了瘀滞的发生。有相当多的中医药研究提示：盆腔患者存在不同程度的血液流变学改变，也就是说血液处在浓、黏、滞、凝的状态。

由此看来，"瘀血阻滞冲任胞脉"都是慢性盆腔炎的重要病机，此时的"毒"则退居到次要的位置。

知道了慢性盆腔炎的主要病机是瘀血阻滞冲任，

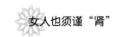

那么"血实者宜决之",宜用化瘀祛滞的方法来消除冲任胞脉气血运行的阻碍。但我认为,血属阴,赖气推动,用温药有助于推动血行,消散瘀血。也有相当多的中药药理研究表明:以温经活血化瘀药为组方的中药治疗慢性盆腔炎疗效明显。因此,在确立了温经活血化瘀在本证治疗中的主导地位之后,就应该遵循中医辨证施治的理论来实施温经化瘀法,依据患者病程之长短久暂,体质之虚实强弱,相应地在温化瘀血的基础上运用理气、祛湿、益气、养血,或者佐以清热等药,使被破坏了的生理功能得以恢复,并最终达到"阴平阳秘"的生理状态。因此,对慢性盆腔炎既不能单纯地"解毒",也不能简单地"活血化瘀"。

慢性盆腔炎因为病程较长、反复发作、缠绵难愈,使临床表现呈现出寒热错杂、虚实夹杂等复杂情况,治疗时间也比较长,至少3个月为一个疗程。临床上仅仅只采用单一的口服疗法效果往往欠佳,甚至还可能因长期口服活血化瘀药物导致脾胃受损。

因此我往往采取综合疗法，多途径给中药，即辨证与辨病确立中药口服处方，同时非经期配合中药灌肠、中药外敷和中药静脉输液。

中医的综合疗法包括中药口服、灌肠、热敷、输液、离子导入、理疗、艾灸、足浴等，就是为了实现多途径给药。中药热敷可以使药物通过局部皮肤直接渗透和吸收，改善盆腔内血液循环，促使炎症消散，具有不经过肝脏"首过效应"和胃肠道破坏的优势，毒性和不良反应小，使用方便。

方药组成：透骨草、三棱、莪术、苏木、皂角刺、细辛、桂枝、赤芍、当归、黄柏、枳实、乳香、没药、厚朴、败酱草、苍术、白芷、红花等药。

操作者把事先准备好的草药碾碎，装入布袋，大小以能覆盖小腹部为宜，以凉水浸泡 1 小时以上，用蒸锅蒸 40 分钟。然后，让患者平卧，腹部放三层毛巾，操作者把热药袋置于三层毛巾之上，敷在患者小腹部，上盖塑料袋以防热气散失过快。随着药袋热度减少，逐渐撤掉毛巾，整个热敷过程在 2 个小时左右。

　　热敷过程中嘱咐患者注意温度，防止烫伤，如果已经烫伤了，给予烫伤膏涂抹，同时暂停热敷。长期热敷后，小腹部可呈现网状条纹，停止热敷后，可逐渐消失。

　　像中药热敷这种给药途径，不但可以温通散结、活血化瘀、软化粘连的组织，还能从直肠局部、腹壁等多途径使药物渗透，既能直达病所，又能避免长期口服活血中药对脾胃的损伤，可以收到很好的疗效。

长错地方的子宫内膜

她愁容满面地走进诊室里，一坐下就从布袋里拿出厚厚的一沓纸，放在桌面，我还以为是什么呢，拿起来一看，原来是好几家医院的就诊病历。很明显，她看了很多家医院，现在又来找我，病情肯定还没有得到控制。

果不其然，我刚开口问她有什么问题，就好像是打开了话闸子，她一说起来就停不下来。她说："我下腹部疼痛很久了，而且有很严重的痛经，因为太疼了，又因为看了很多家医院还是没有好，总是觉得焦躁，而且很容易发怒。久而久之，我的脾气变差了，动不动就发脾气，脾气上来了，不论对象是谁，都一顿开骂。到后来，我丈夫、公婆都对我避而远之，也没有给我好脸色看。再加上我嫁进来这么多年也没有怀上，公婆看我更是不满了。有时候想想，我这过得什么生活呀，总觉得没意思。"

她越说越激动，我点了点头，微笑地安抚她，让她冷静下来。她深呼了一口气，平复了心情。从她描述的行为来看，这位患者的确是情绪非常不稳定。但也能理解，这么多年一直治不好病，饱受疾病的侵扰，换作是其他人，也难保一直都是乐观的态度呀。疾病就是如此可怕的东西，伤害了身体还不够，还要伤害人的心理，幸好作为一名医生，能将这些疾病小鬼连根拔起，使它们再也捣不了乱。

我一边翻看她的病历，一边继续听着，她说被一所大医院诊断为子宫内膜异位症，西医曾建议手术和激素来配合治疗，但询问了一下价格，怕自己负担不起。由于经济上的原因，她希望选择花费比较少的中医治疗，所以就到我院来咨询中医药的治疗方法了。两相权衡之下，最终还是选择了中医治疗。

子宫内膜异位症是妇科常见病、多发病，亦是疑难病之一。顾名思义，就是子宫内膜长在了异常的位置上。西医的解释是这样的：有活性的内膜细胞种植在子宫内膜以外的位置而导致的一种女性常见的妇科疾病。内膜细胞本来待的地方就在子宫腔内，但是由于子宫腔与盆腔通过输卵管相通着，使内膜细胞经由输卵管进入盆腔异位生长成为可能。

如果置之不管，本病只会发展得越来越严重，它主要的病理变化为异位内膜周期性出血及其周围组织纤维化，继而形成异位结节，还有痛经、慢性盆腔痛、性交疼痛、月经异常以及不孕等症状。

80%的子宫内膜异位症患者有痛经的症状，主要是渐进性的痛经，也就是说从经前数天就发生小腹疼痛，并且随着经期的临近逐步加重，尤其在月经第一天疼痛难忍，月经结束后或会消失。有痛经的女

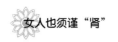

性自己可以判断一下，如果你的痛经是这个样子的，就要注意一下是否有子宫内膜异位症。

月经异常也可以作为子宫内膜异位症的诊断参考，可能因为内膜增多所致，所以多数伴有卵巢功能失调，月经量往往会增多，经期会延长，但是造成月经异常的情况有很多，因此在鉴别诊断当中是没有价值的。

还有一项调查显示，在不孕的妇女当中，有15%～30%的人患有子宫内膜异位症，而在子宫内膜异位症的患者中，不孕的占了40%～50%。由此，临床上认为子宫内膜异位症是导致不孕的主要原因之一。

近年来，该病的发病率在世界范围内有逐渐上升的趋势。还有报道称，该病的手术占了妇科手术的50%，引起了医学界的广泛重视。可喜的是，中医药对子宫内膜异位症的治疗近年来已有长足的进步，可以从以下这些方面体现出来：从单纯以血瘀立论到注重从肾论治在本病发生发展中的作用；治疗从单一的活血，到补肾活血、清热活血、痰瘀分消、通腑活血等。治疗方法也从辨证论治到周期治疗、中西医结合治疗、综合治疗，等等，使得该病的疗效获得显著提高。

但也要考虑到中医药治疗的不足之处，由于本病疗程较长，药性猛烈的药物久用很容易损伤正气，常使患者难以坚持治疗，或反而使病情加重。因此，我在治疗此病的时候，也是以活血化瘀法贯穿始终，只不过活血的同时也不忘记扶正，并根据患者的年龄、体质、月经、症状以及内膜异位的不同部位，因人而异，选方用药，避免了一味攻伐所带来的不良反应。

对于体质好、月经规律，以腹痛为主的患者，始终以活血化瘀止痛为主，但在活血化瘀的药中必加补气扶正之品，这样就有减轻久用攻伐药物而耗伤气血的作用。临床上我经常选用生黄芪补气行滞，并能提高自身的抗病能力。为什么要加补气扶正的药物呢，因为我认为气愈虚则血愈滞，一味攻伐反

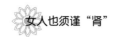

而欲速不达。

对于月经提前、量多，形体消瘦的患者，我一般以消瘰丸加味。这个方子清热止血、软坚散结，可抑制子宫内膜生长并调整月经，减少出血，软化结节。若是患者体胖，是虚寒的体质，我会选用桂枝茯苓丸温通化瘀，再加三棱、莪术增强活血化瘀的作用。

对于巧克力囊肿患者，我一般在上述辨证基础上加王不留行、穿山甲、路路通等活血通透之品。

若是患者年龄接近更年期，我就会以知柏地黄丸与上面几个方子合用，因为知柏地黄丸有抑制卵巢功能的作用，能促进患者早日绝经。

我看了田女士的盆腔B超，考虑为子宫肌腺症，这也是子宫内膜异位症的一种。西医的解释为在子宫肌层中出现了异位的内膜和腺体，周围的肌层细胞也会肥大和增生，因此被称为是子宫内子宫异位症，而在子宫外内膜异位症则是被称为子宫外子宫内膜异位症。

所以我给田女士的治疗以活血化瘀为主，但是我考虑到患者病程较长，身体本来就很虚弱了，要是直接攻逐难以使结节吸收消散，反而会耗伤气血。所以，我首先用消瘰丸加海藻、昆布、夏枯草、鸡内金来软坚散结，再配以三棱、莪术活血化瘀。月经前期及经期则以活血化瘀止痛为主。又考虑到田女士久病必虚，易寒凝血滞，所以在经期的时候加生黄芪、附子片来温通胞脉。

大概治疗了3个月左右，情况好了很多，田女士的下腹疼痛和痛经得到了明显的减轻。身体好了，心情自然也逐渐好转，脾气也慢慢改善了许多，于是和丈夫、公婆的关系也有了很大的改善。而且，在治疗后的第5个月幸运地怀孕了，他们一家别提有多高兴了。

对于患有子宫内膜异位症的女性们一定要引起重视，要积极去医院治疗，因为它的危害真的很大，会给生活带来不好影响。但其实有些子宫内膜异位症是有可能治愈的，我们知道子宫内膜异位症因为卵巢分泌的雌激素的变化而受到影响，像是育龄期妇女，卵巢分泌的雌激素正旺盛，所以此时没有自愈的可能，只有去医院治疗。但像是更年期以后或者绝经以后，卵巢功能衰弱，雌激素水平也下降了非常多，此时是有可能自愈的。如果是年龄接近更年期的复发患者，我觉得可以先服用中药减轻子宫内膜异位症带来的痛楚，等逐渐到绝经后，也能慢慢自愈。或者用知柏地黄丸加软坚散结之品，滋阴清热凉血，抑制卵巢功能，促其绝经。

肾好不怕更年期

作为一名医生，应当对生命怀着敬畏，并用最大的爱心和耐心去对待每一位患者，否则，只会带给患者担心和忧心，增加患者的精神负担，对治疗有害无益。要知道"医者，仁术也！"医生要对患者有慈爱、关怀之情，这是每个医生都要学习的。而这样做也能让患者信任医生，缓解现今的紧张医患关系。从这个意义上来说，医生不仅要学习医术，

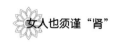

也要注意自身人格方面的修养，这样才能使医生成为真正的生命守护神。

我接诊过很多更年期综合征的患者，她们大多精神状态都不是很好，而且有不少患者有抑郁症，总是焦虑不安，还出现多疑、迫害妄想以及情绪不稳等症状。因此，在她们来找我看诊的时候，我会更加注意她们的心情，尽量温和地跟她们说话，也认真地倾听患者的叙说，然后抓住让她们烦恼的主要原因。这跟治病是一个道理，抓住了主要的矛盾，相当于找到了病因，对症下药就简单多了。于是我会说一些劝解的话，劝说患者尽量放松心情，不要胡思乱想。人生在世，总会有不如意，要完全不介意也不可能，但如果你烦恼了很久，问题依然摆在那里没有得到解决，那为什么不能试着放下呢？我们改变不了外界，能做的只有改变自己的心态。

经过和患者的沟通之后，患者也渐渐对我放心了，复诊的时候也会说得更多，对我敞开了心扉，倾诉了许多甚至不愿意对家人诉说的隐私，她们的抑郁也缓解了不少。经过这么多年的临床实践，我充分地认识到了，心理因素在绝经前后诸症的发病、治疗和预后中都有着非常重要的作用。其中良性循环的医患关系，也能保证更年期综合征患者的良好疗效。

一提到更年期，大多数人脑中所能想到的就是烦躁不安、精神抑郁，甚至行为古怪的中年妇女。尤其是年轻女性，觉得更年期是可怕的。其实这没有什么好可怕的，因为更年期是每个女人都必然会经历的时期。在女人的一生中，从生育能力与性功能正常时期转入更年期，过渡到老年期，是一个必经的生理过程。这个变化主要是因为冲任二脉的功能逐渐衰退，以至于最后完全消失，主要表现为生育能力和性能力下降，月经稀发直到终止。

　　这本是女性正常的生理变化，只不过因为有些妇女因为自身状态以及生活环境等影响，一时之间不能适应这些生理变化，使阴阳二气不平衡，脏腑气血不相协调，于是出现了一些症状。最突出的临床表现为阵发性颜面潮红、五心烦热、出汗，从而影响了工作和生活，这些症状统称为更年期综合征。

　　既然更年期主要是因为冲任二脉功能的衰退，那么在治疗上自然是从肾入手。从肾统领辨证，灵活加减。我认为人体的自然盛衰过程由肾气所主，肾气为五脏六腑的根本，也是维持阴阳的根本。

　　可是冲任二脉的功能逐渐衰退，肾气也就逐渐虚衰，人体的阴阳平衡状况也发生了变化，脏腑的功能失调，特别是肾、肝、脾、心的功能变化，因为产生了一系列不同程度的综合症状，也就是说在此年龄阶段或早或迟地出现某些与肾生理变化有关的现象，比如说月经紊乱至绝经，颜面憔悴，头发开始斑白，牙齿易碎裂，容易感到倦怠乏力，健忘少寐，情绪容易波动等，健康的身体是可以通过自身的调节来逐渐适应的，但是有的妇女本身体质不是特别好，容易受到内外因素的影响，以致于肾的阴阳失衡，或偏于肾阴虚，或为肾阳虚，或阴阳两虚。

更年期综合征也有轻重之分，除了与冲任功能状态有着密切的关系之外，还与个人体质、健康状况、社会环境、精神因素以及脏腑功能等密切相关。冲任亏损，人体调节阴阳平衡功能也减退了，致使脏腑功能也失调了，出现了肾阴不足、肾阳不足或脾胃不健等情况，也可以说更年期综合征主要起源于脾肾气衰，因此在治疗的时候，大方向应该以补益脾肾，调理冲任，平衡阴阳为主。

临床上，我多将本病分为三个证型来论治，分别是肾阴虚证，肾阳虚证和脾胃虚证。

如果是肾阴虚，舌苔薄少、舌质偏红，脉大多

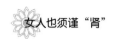
细滑，有时表现为细数，大多在心悸的时候会出现。在临床上的表现为月经周期紊乱，经量时多时少、潮热或面红、出汗、烦躁、容易激动、头晕或头痛、眼花、失眠、血压不稳定，或是会出现皮肤蚁走感，顾名思义，就是有蚂蚁在爬行的感觉。

对于肾阴虚类型，我的治疗原则是滋养肾阴，兼顾肾阳，所以用二仙汤加减，所用到药材有：淫羊藿、仙茅、盐知柏，当归、生白芍、百合、生地黄、莲子心。盐知柏是两味药，就是用盐炒过的知母和黄柏。头晕甚者可加用葛根，川芎。经量过多的人可加用三七粉，大便干结者可加用芦荟，浮肿者可以加用益母草。

上述方子水煎服，每天1剂，服用之后，五心烦热、失眠能得以控制，血压偏高的也可恢复正常血压，月经不规则也可以变为周期规则的月经，也可以使烦躁、激动等症状消失或减轻。若是疗效好，可以改为隔日 1 剂，治疗 2 个月后，大多数都能取得满意的疗效。

肾阳虚这个证型在临床上比较少见一些，患者舌淡胖，脉细弱，临床上表现为间歇性闭经，经量减少，面色晦暗或浮白，腰酸背痛，肌肉疼或关节痛，大便时溏、时干，食欲变差，食后胀闷，足胫部浮肿，早上起来面部浮肿比较明显。我治疗的原则是温肾扶脾、兼护肾阴。

所用方子为二仙汤加味：淫羊藿、仙茅、巴戟天、盐知柏、当归、白术、泽泻、葫芦巴、谷麦芽。淫羊藿和仙茅是温肾壮阳之药，两药常常结合使用，治疗因肾阳虚损所致的月经稀少、闭经、不孕兼腰膝冷痛、夜尿频繁等症，有促进排卵，提高黄体水平的作用。腹胀者可以加砂仁，舌苔腻者可以加用菖蒲，失眠者可以加用交泰丸。上述药方也是水煎服，每天 1剂，用药时间看具体的疗效来定。

最后一个是脾胃虚证，表现为舌质淡、脉细弱，食欲减退，纳呆胃胀，四肢倦怠无力，大便不爽或秘结。我所遵循的治疗原则为补脾健胃，所用的方药为参橘煎加味，由太子参、橘叶、半夏、砂仁、石菖蒲、谷麦芽、当归组成，有振奋肠胃功能与改善营养状况的作用，可长期服用。

但是临床诊断并不如我们分析得这么简单，而是会更复杂一些，有时候患者因为症状不明显，暂时还不能明确是肾阴虚、肾阳虚还是脾胃虚，此时就可以从突出的症状入手，先治疗其症状。比如，精神抑郁，总是悲伤得无以复加的人，可用逍遥散合甘麦大枣汤加味，包含的药味有：柴胡、当归、白芍、白术、茯苓、甘草、小麦、丹参、桃仁、薄荷、生姜、大枣。本方可以减轻情绪不稳定，哭笑无常，易躁易怒等症状，也是每天 1 剂，水煎服，等到症状缓解后即可停药。

更年期综合征患者出现的症状有很多，但常常可见到患者会反复倾诉某一症状，或说失眠，或说心烦，或说出汗……遇到此种病患，治疗之初不要拘泥于阴虚阳虚之本，学会变通，解决其主要问题为要务。不过，即使在这种情况下，肾虚仍然为本，只不过因为脏腑之间联系密切，而且患者体质不同，所以在不同的人身上表现为或肝，或脾，或心等脏气气血失调，因而表现为临床以某一脏器或某些脏器之间失去协调为主，最终导致了患者各种突出的临证表现。比如说失眠一症，可根据不同的情况采用栀子豉汤、温胆汤、酸枣仁汤、桂枝龙骨牡蛎汤，等等。一旦主症缓解，则应该辨证论治，从肾阴肾阳之本出发，按照调补肾中阴阳的不同原则，慢慢调治，帮助围绝经期的妇女安稳度过更年期。

其实有不少人误解了更年期，以为更年期很可怕，但更年期仅仅只是必经的人生阶段而已，是每

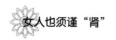

个女人都会经历的。为了让女性能正确坦然地面对更年期，应该加强卫生宣传教育，使更年期综合征患者认识更年期只是一个生理过程，消除对更年期的顾虑以及精神负担。

更年期时女性要注意劳逸结合，保持心情舒畅，避免急躁、忧郁等情绪。另外生活要有规律，限制脂类及糖类的摄入，如果能坚持运动锻炼，对治疗更年期综合征大有裨益。

第三章

细心聆听月经的"倾诉"

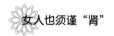

月经如期而至，健康乐无忧

我们知道，古代女性称月经为"天癸"。可中医学认为，"天癸"男女皆有之，张景岳说："女子二七天癸至，月事以时下；男子二八天癸至，精气溢泻。"意思是女子长到 14 岁，月经就来了，男子长到 16 岁，"天癸"到来，精气充盈。这样说来，男人也有月经？

答案当然是没有。那么为什么说男性也有"天癸"呢？因为"天癸"不单单指月经，只是后来它的含义被误传，涵义因而缩小了。那么"天癸"究竟为何物？自古以来说法众多，将"天癸"称为月经、女精、肾间动气、男女之精、阴精、真阴等。

《妇人大全良方》是妇科第一部专著，里面认为"天癸"是月信；《妇科经纶》也认为"天癸"是月水。但是《内经》则有："天癸至……月事以时下……"可见，"天癸"与月经绝非一物，说"天癸"就是月经这种说法解释不通。

且"天癸至"的"至"字，在《现代汉语词典》中有两种解释，一个是"到"的意思，另一个是"极"的意思。从女性生理来看，女子月事的来潮，必须在女性生殖器官发育成熟的情况下，才能按月行经，卵巢发育成熟，才能按时排出成熟的卵子，两精结合才能受孕。这样看来，卵巢、子宫、阴道、外阴等生殖器官的发育在女子 14 岁以前就已经开始了，到了 14 岁左右，女子特有的性器官均已初步成熟。女子从 14 岁到 49 岁这一阶段，可以看成是女性一生生殖功能极盛的时期，而 14 岁可以看作是极盛阶段的起点。因此，"至"在这里解释为"极"会更为合适。

"天癸"，是影响人体生长、发育和生殖的一种阴精。它来源于先天肾气，靠后天水谷精气的滋养、支持而逐渐趋于成熟。在肾气充盛的前提下，"天癸"极盛才能发挥作用，非要说的话，肾气是"天癸"的发动器。如果肾气充足，"天癸"也充盈，女性的身体则达到极盛状态。但随着肾气的虚衰，"天癸"亏虚，随之枯竭，那么月经就会停止来潮。由此可看出，月经来潮与绝经是"天癸"成熟与衰竭的两种表现。

因此，月经的正常与否也可以判断出女性的身体健康情况。

我是一名妇科医生，因月经不正常来找我就诊的女性有很多，记录在案的病例也不在少数。随意翻开一个案例，就见到一个因为闭经来找我看病的人，她姓孙，32 岁，还没结婚，在 2007 年 3 月份左右来找我看病。她来找我的时候，已经停经 7 个月了。在我细问之下，原来她 16 岁才来月经初潮，自初潮之后月经时有后错，周期在 30 ~ 90 天，不仅总是推迟，而且每次来量都很少，颜色暗红。她说她没有明显的痛经状况，只是月经少、不准时，而且越来越少，后来竟然发展到没来月经了。7 个月没来月经，也就是说在 2006 年 8 月份左右是最后一次行经。

她带着做过的西医诊断，盆腔 B 超的结果为：子宫偏小，子宫内膜厚 5mm，双附件都正常，其他检查指标也都在正常范围内。具体的我也不说了，很多医学专有名词，怕说了会让读者们更加混乱。不懂没关系，拿到检查结果可以问问医生。总之，西医诊断为继发性闭经。

在我的问诊中了解到，原来她是因为最近一年工作紧张、心情郁闷，所以本来就不太正常的月经就更是不正常了，有的时候四五个月来一次。现在都 7 个月了还没来，不免更是担心起来，于是就来找我看病了。

孙女士描述自己的症状，总是感到精神不济，腰酸乏力，手足冰凉，白带也很少，大便也偏干，而且两天一次。她的舌头暗红、苔薄白，脉细，再根据她所描述的症状，我诊断她是闭经。

我治妇科一般是从肾论治，兼顾肝脾。月经不正常，理所当然也是从肾来论治的，因为补肾就是补养"天癸"。"天癸"是促进生殖器发育、生殖的物质，又具有繁衍后代的功能，所以"天癸"在生殖过程中起着非常重要的作用。而女性月经出现问题，大多是因为"天癸"不足，如果"天癸"亏虚，妇女生殖器官发育欠佳，会导致原发闭经、原发不孕。

于是我给她用温肾填精以及养血疏肝的药。患者本身就先天禀赋不足、肾气虚弱，"天癸"晚至。再加上患者压力过大，情志不遂，心情郁闷，肝失条达，肝郁血虚，更是加重了肾精亏虚，冲任不足，使血海不能按时充盈，所以周期总是延后，经量少，逐渐导致了闭经。因为肾精不足，造成肾虚鼓动无力，所以她总是感觉到精神疲惫，腰酸乏力；肾阳不足，失于温煦，让患者手足冰冷；肾精不足，白带很少，大便也偏干。所以治疗应在补肾的基础上，疏肝理气。

我给她用了下面这个处方：仙茅、淫羊藿、巴戟天、鹿角胶（烊化）、紫河车、菟丝子、枸杞子、沙苑子、山茱萸、当归、白芍、香附、益母草、炒麦芽、柴胡、鸡血藤。一共14剂，水煎服。

复诊的时候，可以明显地感觉到她的精神状态好转了，一问之下，她也说感觉好多了，大便也正常了，我让她回去继续服用原来的药方，还是14剂。她再次来复诊的时候说服药后小腹稍微胀胀的，白带增多了，手足也不会像以前那样冰冷。我给她把脉、看舌头，她的舌质正常，脉细略滑。这是月经将要来的征兆，说明这个药方奏效了。趁着好转，要开有活血通络之力的药方。

于是我换了个处方：用桂枝、桃仁、䗪虫、赤芍、白芍、花粉、牛膝、丹参、红花、香附、益母草、川断续、当归。

孙女士服用了7剂之后，月经来了，量偏少，

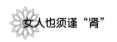

颜色暗红，小腹也感到坠痛。用了此方 3 个月之后，月经能正常来潮了。

后来她找我来复诊的时候，说她于 2008 年初结婚了，2009 年 3 月顺产一个男婴。对于这么一个结果，我发自内心的高兴，于孙女士自己，更是喜不自胜了吧。

定期造访的"好朋友"不来了

月经以前一直被当作污秽之物。

随着现代医学的发展，了解了女性的生理结构，月经的污秽以及不洁的观念也随之被打破了。月经对女性来说非常重要，但是在现实生活中仍然有很多女性经常忽略了它的重要性，所以就不太仔细观察经期是否准，经量是多是少，经色是否正常，更别说认真记下来了。

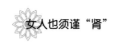
但是可以通过月经所传达的信息了解身体内部的情况，就可以知道"肝血""肾阴"是否出现亏损，了解了原因之后才能对症治疗。如果月经不正常了还放着不管，那问题将会接连不断。

我以前治过一个闭经的患者，她来找我的时候已经闭经 2 年了。我看了看病历，她姓王，35 岁，已婚。她是在 1978 年下半年开始月经紊乱，有时候一个月来两次，有时候两三个月来一次，经量也在不断减少，颜色黯淡，还夹有小血块，三四天就没了。她说这时候还没觉得什么，所以就没有多管，身体会自然恢复过来，但是没想到非但没有好转，反而越来越严重。

1979 年 1 月后，都是 2 至 4 个月来一次，量也更加少了，颜色变成了褐色，2 天就没了，而且来的时候还伴有乳房胀痛，月经期间很容易生气。到了年末，更是完全不来了。

当出现月经紊乱的时候就该要考虑是不是身体

出现问题了，这位王女士心也真够大，还以为自己的身体有自我修复能力能恢复过来，直到等到完全停经的时候才来着急。我不禁摇摇头，这些女性真的太不关心自己的身体了。女性关心身体的健康，就应该从月经开始。

王女士在 1979 年 12 月开始就闭经了，也去看了中医，服了中药，连服了 10 余剂未见效，于是又转去看西医。1980 年 9 月起用西药做人工周期，月经来是来了，但是量非常少，大概做了 3 个月，也来了 3 次，停药后，月经还是不来。

王女士初潮在 14 岁，而且刚开始一切都很正常，后来才开始不正常了。经过我把脉看诊，诊断为肝肾不足型闭经，这在西医上来说，属于继发性闭经。

继发性闭经在西医学上的解释为，曾有规律月经来潮的妇女，后来因为某种病理性原因而月经停止 6 个月以上。引起继发性闭经的原因有很多，子宫内膜损伤或者粘连是其中一个原因，常见于多次刮宫以及刮宫过度损伤了子宫内膜，甚至造成宫腔粘连；卵巢功能早衰、卵巢功能性肿瘤也可能是引起继发性闭经的一个原因。另外环境因素、精神受到创伤、服用避孕药以及营养不良等因素，都很有可能引起继发性闭经。

根据王女士的情况，我提出的治法是补肝益肾，佐以活血通络。月经的生理源于肾气，肾气的盛衰影响着冲任，从而关系到月经的来潮与闭止。因此治疗闭经之证，重在从肾论治，兼调其他脏腑。

从肾论治也要依据具体的情况，因为肾分为肾阴和肾阳，所以首先就要辨别出患者是肾阳虚还是肾阴虚。如果肾阳虚，那就用温肾之剂，如果肾阴虚，那就用滋阴之剂。温肾药有很多，如淫羊藿、仙茅、巴戟天、鹿角霜、覆盆子、紫石英等；滋阴的有女贞子、山茱萸、熟地黄、枸杞子、龟甲胶等。另外有些药不论是肾阳虚还是肾阴虚都会用，就是紫河车，所以此药不仅可以益肾气又可以补精血。

我总结了一下，在运用补肾发的时候应该注意两点。

其一，要把握阴阳互根理论。因为肾阳虚发展到一定阶段，就会累及肾阴，而肾阴虚的人在一定条件下也可以伤及肾阳。所以在用药的时候一定要注意既要突出重点，又要同时兼顾，这样才能补阳不伤阴，滋阴不伤阳。

其二，要注意通补。补肾的药物大多比较滋腻，吃了容易导致气血瘀滞，所以常常需要用行气活血的药物来辅佐，使补而不滞。再加上闭经久了，若不是相反相成、通补并用或者通补间用，就很难取得效果。另外，在用补肾的药物时，可参照基础体温曲线进行药量调整。比如说基础体温高温相上升迟缓，或高温相持续日期较短，需重用或加用补肾阳之品。但也有个别患者滋补肾阳后，高温相上升并不理想，这时改投以活血通经之剂反而效果比较好，且高温相持续时间就延长了。

于是我给王女士开出的处方包含的药味有：紫河车、山茱萸、当归、制香附、菟丝子、女贞子、枸杞子、首乌、山药、砂仁、益母草。

因为女子以肝为先天，肝主疏泄，舒肝和血，亦有利于气血的疏通，而补肝血宜用当归、白芍。

服用上述药方大概2个月之后，王女士来复查，腹胀症状减轻，有少量的白带，但是基础体温没有上升。我还是以原来的药方为基础，去掉女贞子，而是加淫羊藿、仙茅这些补肾之品。女贞子虽有滋补肝肾、明目乌发的作用，但是其药性比较平和，作用缓慢，只有久服才能见效。而淫羊藿和仙茅的补肾效果更显著一点，仙茅辛热，淫羊藿辛甘温，两药结合起来使用能温肾壮阳，治疗因肾阳虚损所导致的月经稀少，后期闭经、不孕兼腰膝冷痛、夜尿频数等症状，有促进排卵、提高黄体水平的作用。

加了淫羊藿以及仙茅，王女士服用了10余剂之后，基础体温开始上升了，白带增多了，效果出来了，于是我改用活血通经剂助之。

我用的处方有：当归、川芎、淫羊藿、益母草、肉桂心、桃仁、红花、蟅虫、生牛膝。其中桃仁和红花都有活血祛瘀、活血通经等作用，可用于闭经等。

服用了 10 剂之后，王女士来复诊，基础体温已经上升到了 36.9℃了，但白带反而减少了。精血虽然恢复了，可还没有充足，这时应该还是补虚为主，所以还得继续用补肾养肝、活血通经方。经过调理，王女士的月经终于来潮了，量色正常，行经 5 天，看到了这个可喜的效果，现在最重要的是巩固疗效。因此我吩咐她经后，药用上述两方交替服用，即经前通、经后补，以补为主，让疗效更加巩固。

对于女性来说，月经可以说是重要的"好朋友"，如果"好朋友"定期来造访，不但是排毒养颜的好机会，而且也是女性生理健康的一个标志。可往往很多女性却对这个"好朋友"厌烦至极，因为月经来了，会影响心情，让人变得易怒烦躁，而且非常影响生活，比如说月经期间不能洗头、不能泡澡，也不能吃冰激凌，还会引起身体上的不适，比如腰酸背痛、疲倦，甚至有些人还会痛经。其实当你有这些症状的时候，那你就应该注意了，肯定是你的身体某些地方出现了问题，才会在来月经的时候出现这样那样的问题，饱受干扰，这是月经这个"好朋友"传达给你的信号，提醒你该好好注意身体了。

都是精神压力惹的祸

一患者苦着一张脸坐在我右侧的凳子上。我抬起头看她，眉头紧皱，紧抿着嘴唇，脸色也不好，面部潮热，是不正常的红。因为距离比较近，我还能听到她时不时的叹气声。

学生拿给我她的病历，我翻开看，姓沈，今年38岁，因为月经不能自行来潮2年了，大概在停经半年之后就开始就诊了。

我轻声问她："以前是正常的吗？"

虽然病历上写着她 38 岁，可能是因为脸色不好，显得更像是 40 多岁的人。本来低着头的她慢慢地抬起头来回答我："以前月经是正常的，能够准时来。"

我继续问："那什么时候开始不正常了呢？"对于中医来说，望闻问切是很重要的诊治手段，中医同西医不同，通过四诊可以取得患者的相关资料，再配合患者的主观感受，就可以综合分析，得出患者是属于哪一种证型，最后根据所得出的结论来用药。

沈女士回答我，声音虽然比较细弱，但是以我能听到的音量来回答我："大概两年前我和我丈夫离婚了，那段时间我非常痛苦，每天都忍不住哭，还总是失眠，晚上睡不着，更是胡思乱想。因为没睡好，再加上心情不佳，总是一副疲惫的样子。工作没干成，反而心情更加沉重了。就在那时候，我的月经开始不正常了，总是推迟来，而且量越来越少，后来甚至来都不来了，有将近一年的时间月经不能自行来潮，我想这肯定很不正常，就去医院检查了，我是去看的西医，诊断的结果是卵巢早衰。"

上面我也提到过，造成闭经的原因有很多，卵巢早衰是其中一个原因。那么什么是卵巢早衰呢？

我就用西医的概念解释一下。正常情况下，妇女的卵巢功能是在 40 ～ 45 岁才开始衰退，可是如果在 40 岁以前就出现了衰退的迹象，医学上就称之为卵巢功能早衰。早衰往往就会导致闭经或少经，临床上表现为不同程度的潮热多汗、焦虑抑郁、心烦易怒、阴道干涩，容易对夫妻之间性生活造成很大的影响，甚至还会造成阴道黏膜破损，易引起病毒和细菌的感染，对生活质量，甚至身心健康都有负面的影响。

卵巢早衰的女性曾经有自然的月经周期，只不过因为在 40 岁之前因为某种原因出现了卵巢萎缩，于是造成了持续性闭经。那么什么原因造成了卵巢早衰呢？

以沈女士为例，她出现了闭经，西医诊断为卵巢早衰。通过这些现象可以发现本质的问题，沈女士是因为精神受到了打击，才导致了后面一系列的问题。我们知道女性更容易受情志方面的影响，难怪古人说："宁治十男子，不治一妇人"，这说明妇女病更是复杂。妇人之病，本与男子同，而妇人之情，则与男子异。因此，说妇女病复杂、难治，更多的是因为妇女多了情志方面的影响。

中医历来强调"形神合一"，认为身与心是相互影响的，所以情志方面的因素与疾病的发生、发展以及预后肯定有着密切的关系。而沈女士在精神受打击之际，没有学会自我调节，反而日渐消沉，当身体承受不了精神的重压之时，便引起了疾病。

当然除了精神打击会引起卵巢早衰之外，还有其他的原因。其一，月经不调也可引起卵巢早衰。女性在绝经以前月经周期就开始出现紊乱，血量增多，甚至是血崩，或者是血量减少，之后月经慢慢停止。

其二，人工流产也可能为女性卵巢萎缩埋下隐患。人工流产会引起体内激素的变化，对人体会产生不良影响，也很有可能引起卵巢早衰。

最后，过度减肥、不良的生活习惯等也是其中的原因。就拿过度减肥来说，会导致体内的脂肪急剧降低，而合成雌激素的主要原料为脂肪，若是体内脂肪不足，那么就会造成雌激素不足。我们知道雌激素对女性来说非常重要，而雌激素的减少会引起月经紊乱，很可能造成闭经，而非正常闭经是会抑制卵巢的排卵功能，很容易造成卵巢早衰，最后还可能造成不孕。不良的生活习惯，比如说抽烟、喝酒，香烟中的尼古丁和美酒中的乙醇也会对月经产生影响，造成月经紊乱。

面对卵巢功能早衰的诊断结果，刚开始她听从西医的方法，用黄体酮来促月经。黄体酮是卵巢黄体分泌的一种天然孕激素，临床上主要用于习惯性流产、痛经、闭经等。但是不论怎么用黄体酮，月经就是不来。她说用了半年左右的时间还是没有效果就放弃了，转而去看老中医，看了好几位，也是没有收到效果，也放弃了。

她是在网上了解到我的信息的，通过网上的资料介绍，知道了我擅长治疗妇科，于是查询了我的出诊时间，抱着一丝希望来我这，希望我能治好她的病。

通过把脉、舌诊，以及西医的诊断结果，从中医诊断来说，她是因为肝郁肾虚引起了闭经。在当今社会，面对工作压力、生活压力等都是正常的，但这也带来了一个问题，就是这些压力很容易造成情志郁结，尤其对女性来说更为严重。情志郁结对肝的损伤是非常大的，会影响肝功能的正常运行。肝有藏血以及疏泄的功能，而充足的血对女性来说很重要。女性一生都"与血结缘"，从来月经开始，到怀孕生孩子都需要血的参与。中医认为肝脏是人体的血库，要是肝出现了毛病，女性的健康就无从谈起了。

中医自古以来就有"肝肾同源""精血同源"的说法，《黄帝内经》说："肝藏血，肾藏精"，精能生血，血能化精，这也说明了肝脏和肾脏存在着相互联系、相互影响的关系。肝血依赖肾精的资助，肾精也依赖于肝血的滋养，不论是肝出现问题还是肾出现问题，势必会导致密切联系的两者都出现问题。

沈女士的闭经有明显的情志因素，因情志不舒，郁而化热，肝经郁热阻滞冲任两脉，血海不能充盈导致闭经的，所以我选择用四逆散加味来治疗。

　　四逆散出自张仲景的《伤寒论》，因为张仲景的方子短小精悍、药少力专、用当通神，常为后世医家所沿用。于是我经常借鉴《伤寒论》《金匮要略》里边的方子治疗多种妇科疾病，通过临床实践，取得了很好的疗效，这也扩大了古方的应用范围。

　　四逆散主要由柴胡、枳实、赤芍、生甘草组成。方中柴胡、枳实能疏肝解郁、调达气机，气血通畅了，那么瘀滞也就散了；芍药入肝善走血分，有活血化瘀之功；甘草"能行足厥阴、足阳明二经污浊之血，消肿导毒。"于是全方就有了疏肝解郁，行气散结，调和肝脾，缓急止痛的功效。

　　现代药理也证明了，柴胡有解热镇静、抗炎、改善肝功能的作用；枳实则有缩宫导滞作用；芍药有解痉镇痛、抗炎、扩张血管的作用；甘草有松弛平滑肌痉挛、抗炎解毒的作用。四逆散组方，由枳实芍药散和芍药甘草汤两个方剂组成。前者在《金匮要略》里用于治疗腹痛，由于枳实有着显著的收缩子宫的作用，芍药有解痉、镇痛、抗炎、扩张血管的作用，而芍药甘草汤出自《伤寒论》，该方有柔肝舒筋、缓急止痛、敛津液、养阴血之功。因此，对于气滞血瘀所引起的妇人腹痛，两个方剂结合起来使用有更好的功效。

我在临床上经常使用四逆散来治疗妇科疾病。根据妇女"阴常不足，而阳有余"的生理特点以及盆腔炎和盆腔手术导致胞宫、胞脉气血运行受阻，瘀血内停的病理现象，将四逆散加味用于治疗输卵管阻塞、盆腔炎、闭经、痛经、头痛等多种妇科疾病。根据疾病的不同在古方的基础上进行加减，取得了很好的疗效，也扩大了古方四逆散的应用范围。

又参考了沈女士曾经用黄体酮而月经不能来潮，说明子宫内膜极薄，不应通经，所以我用四逆散加丝瓜络来宣通郁滞。丝瓜络其实形似人体经络，有着通经活络的功效。我又加上薄荷、青蒿来清热舒郁。

7服药后，燥热症状有所减轻，再在原方的基础上加丹参、当归、桃仁活血化瘀，促进排卵，让卵巢重新活跃起来。

卵巢早衰要是不及时治疗，很有可能引发继发性不孕，但这并意味着只要是卵巢早衰就没有怀孕的可能，只要及时发现，积极治疗，怀上的可能性还是很高的。因此，要是被诊断为卵巢早衰的患者，希望能够积极地对待，这可不是开玩笑的，不然苦果只能自己吃。

治疗固然很重要，防患于未然同样也很重要。

我们知道了巢功能早衰的原因，那么就可以去避免这样的结果。首先，女性要避免人工流产。第二，要去关注月经，因为月经是女性健康的"晴雨表"，通过月经的改变，可以去判断身体上的变化，避免坏的结果。要知道卵巢功能早衰是一个缓慢的过程，完全可以在早期遏制住。第三，要科学减肥，女性都希望自己有一个苗条的身材，减肥可以，但不要过度，否则得不偿失。第四，要有健康的生活习惯，保证充足的睡眠，少抽烟、少喝酒，少吃些油炸食品，多吃些蔬菜和水果，以及牛奶、鱼虾等。

最后，要学会调节情绪。人生活在这个世界上不可能没有任何烦恼的，每个人都有压力和烦恼，不可避免，我们要学会调节情绪才行。尤其是在节奏越来越快的现代社会，生活和工作的压力也随之增大，如果不试着去排解，只会越积越多。女性更需要保持良好的心态，积极地排解不良的情绪。

"不休息"的月经

那天我到诊室不久，穿上白大褂刚要坐下，门就被推开了，首先露出了一个女孩的头，扎着一个马尾辫，笑着跟我打招呼。跟着我出诊的学生招呼她进来，她笑着点头，顺便轻轻地关上了门。近距离地看她，我才发现她的脸色苍白，没有一丝血色。这很显然，这女孩有贫血的症状，具体是什么原因造成的，还需进一步诊断。

她是我十几年前的患者了，也就是 1998 年 7 月

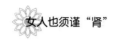

　　份初次来找我看病。读者肯定很奇怪为什么我能记得这么清楚，这是因为我有记录案例的习惯。这么多年下来也是积累了很多典型的病例，也有不是那么典型的病例，现在看来是没有什么情感的案例描述，但这里面的人真真切切是我亲手治疗过的。我也希望这些诊病治病的案例能帮助到我的学生。

　　女孩姓马，那时 20 岁，年纪不算大，但是已经结婚了。来找我的原因是因为她已经来了一个多月的月经，这一个多月里没有间断过。面对没有停歇的月经，她自己也是很担心，深怕有什么严重的毛病。

　　闭经，说明女性来不了月经，与闭经相反的是女孩的这种情况，我们称之为崩漏，这也是月经不调的一种情况。

　　何为崩漏？西医上的解释是指妇女非周期性子宫出血，其实崩和漏是两种不一样的情况。打比方说开水龙头，我们把水龙头开到最大，此时水流如注，这就是"崩"，把水龙头开到最小，但又不完全关掉，水就会稀稀拉拉地往下滴落，这就是"漏"。所以中医经常说，大量出血者为"崩"，发病也会比较急骤；淋漓不绝者为"漏"，病势一般比较缓慢，出血量也会比较少。崩和漏出血的情况虽然不同，但是在发病过程中两者会互相转化，也就是崩血量逐渐减少，转化为漏，而漏的发展又很可能转为崩，因此在临床上经常用崩漏并称。

从理论上来讲，从女性产生月经开始到绝经的这段时间内，都有可能发生崩漏，但更常见于青春期和更年期两个时间段。具体表现为月经周期紊乱，经血的量出现较大的变化。通过问诊，我了解到马女士将近5年的时间月经周期紊乱，带经期长。

她也知道自己这样不正常，于是就去做了检查，在1996年，也就是找我看病的前两年，西医诊断为子宫内膜增生过长。子宫内膜增生症临床的表现是功能性子宫出血，出现的主要症状是月经不规律，经期延长以及月经量过多。崩漏包括了西医所说的功能性子宫出血。

在医生的建议下,她做了人工周期,更具体地说,是人工月经周期,在卵巢功能不足的情况下,人为地干预卵巢生理活动,补充外源性雌激素和孕激素,促使卵巢功能恢复和自然行经。目前常用口服或是注射激素类药物来改变原来的月经周期。她做了4次人工周期,用药时月经正常,停药则反复。

另外,采用人工月经周期的患者也应该要注意几点。第一,一定要在医生的指导下进行,切不可自己擅自口服或者注射激素;第二,对月经初潮不久的少女不宜采用;第三,用人工月经周期一般一年不应该超过3次。

马女士虽然做了人工月经周期,可是没有效果,月经不正常的现象依然持续着。差不多有一个多月的样子,阴道一直有出血的症状,伴有隐隐的腹痛,人也没有多少精神,活动多了总觉得自己气短乏力。

面对崩漏的患者,要多运用望诊和切诊。临证首先观察患者的面色和精神,来判断该患者的失血程度;再来要非常重视患者的脉象,如果出血的患者脉象细而无力，预示着该患者的出血很快就会停止；如果患者的脉象细滑或者弦滑，那就预示着该患者的出血还在继续。

我在辨证的时候主要依据患者出血时是否伴有小腹的疼痛，脉象是否滑数以辨虚实。若是脉象弦滑数有力辨证为血热、脉象细弱无力为气虚。我看马女士的舌质黯淡、苔薄，脉弦滑无力，活动多后感到气短乏力，说明出血日久，已见气虚。如果出血时伴少腹隐痛，说明胞宫瘀血尚存，所以应该以益气化瘀止血的方法治疗。

对于长期无排卵型功能失调性子宫出血或长期使用雌激素治疗的患者，其子宫内膜常常发展为增生过长或者腺瘤样增生。实验证实，中药活血化瘀可以改变子宫内膜形态。所以无论出血与否，都应该选用活血化瘀之品，比如说生化汤、失笑散、桃红四物汤等。治疗一段时间后，再调整周期促进排卵。

可千万不要小看崩漏，它有着不小的危害，最明显的会造成女性贫血的情况，而且长期子宫出血，还给了病毒可趁之机，造成感染，继而又引发一系列的妇科疾病。崩漏是由于不排卵或者黄体功能不足，可能会导致女性不孕。如果继续放着不管，还很有可能导致癌变。患者因为长期不规则子宫出血，会通过服用药物来治疗，同时必须要注意子宫内膜的变化，可能会促成癌变，因此一定要多加注意。

对于崩漏的患者，止血仅仅是治疗的第一步，血止住之后应该进一步调周期，建立卵巢功能，然后根据患者的具体情况或补肾调肝，或补肾健脾以治其本，使其恢复正常的月经周期才是治疗的最终目的。

我给她开的处方有：党参、当归、三七粉、山茱萸、龟甲、川断续、益母草。水煎服，每天 1 剂。

对于出血造成的气血不足，我喜欢用党参，既补气又补血，一般性味平和，补了之后一般不上火。用少量的当归，可以使其引血归经。用三七粉化瘀止血。三七粉善于治疗各种出血，被称为"止血神药"。它有一个很大的特点，既能止血，也能活血。本来止血和活血是两个对立的作用，可是三七却能同时具备这两种功效，止血而不留瘀，避免瘀血留在体内。益母草也是我常用的一种药，因为益母草具有促进子宫收缩的作用，以达到止血的目的，所以我经常用来治疗妇产科的各种出血病证。

马女士复诊时说，她吃完药 2 天之后阴道就不出血了，但是身体还是有些不舒服，有轻度的腰酸，白带稍多。但是因为她出血干净了，此时应该改为补肾调肝，调整卵巢功能，恢复排卵，我用紫河车、山茱萸、女贞子、川断续来补益肝肾，巩固调经之本。再加上柴胡、当归、白芍来疏肝养血。加制香附来疏肝理气。这样才能肾虚得补，肝郁得调。

大概治疗了 3 个月，患者排卵恢复，月经也恢复了正常。

对于子宫不正常出血的我也经常选用一个古方——胶艾汤，出自《金匮要略·妇人篇》："妇人有漏下者；有半产后因续下血都不绝者；有妊娠下血者，假令妊娠腹中痛，为胞阻，胶艾汤主之。"此方为止血方剂，由四物汤加阿胶、艾叶组成。其

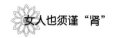

中四物汤是由当归、川芎、白芍、熟地黄四味药组成，是中医补血、养血的经典药方。

四物汤养血活血调经，艾叶温经止血，阿胶养阴止血，甘草调和诸药，与白芍相配可缓急止痛，用生甘草尚有清热解毒作用。因为胶艾汤有养血活血、又有温经止痛止血的作用，可作用于妇人月经淋漓不止或妊娠、产后阴道少量出血，血块灰暗，并伴有下腹冷痛、腰酸、脉细，属寒瘀下血者。

学中医的人必须熟读经典医著，我自己也一直坚持这个习惯，有时间就重读这些医学著作。这些经典著作里有很多可以参考的方子，当然照搬是不行的，而是要在充分了解疾病的基础上运用古方，在继承的基础上创新，中医才会越走越长远。

让痛经不再痛

有不少人有这样的想法：痛经不用怕，结婚生完孩子之后痛经自然会消除了，但事实并不完全是这样的。不是所有痛经的女性在生完孩子之后痛经就没有了，还有相当一部分女性完全没有因为有了孩子而有所改变，该痛的还是得痛。

经血伴随着子宫内膜的脱落而产生，会在每个月定期排出体外，因此被称为月经。那为什么会痛经呢？简单来说，如果经血不能顺利地排出体外或者

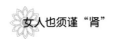

排出受阻，就会引起疼痛，这就是痛经。有些女性在生完孩子之后子宫颈比以前松弛，让经血可以比较顺畅地排出体外，少了阻碍，自然会减少痛经的出现了，这也是为什么有一些女性在生孩子之后痛经没有了。

那为什么对有些女性没用呢？这是因为痛经的原因有很多，像是子宫发育不良，或者妇科炎症等引起的痛经是没有办法在产后消除的。由疾病引起的痛经，生完孩子，有毛病的地方并没有得到治疗，于是痛经也就不能在产后得到消除。因此，女性朋友们如果痛经了，尤其是后来才有的痛经，一般上来说是继发性痛经，不要寄希望于生孩子之后一切问题都能够得到解决，不及时到医院做检查和治疗，只会让痛经更严重。

痛经是妇女常见病之一，在经期前后或在行经期间发作的下腹疼痛，时常伴有腰酸或腰痛，月经疼痛的时间会因个人而不同，但大多患者在月经刚来的两天出现，而且下腹部有阵发性的绞痛，有时阴道、肛门以及腰骶部附近也会有疼痛，可伴有恶心、呕吐、尿频、便秘或者腹泻等症状，腹痛常常持续数小时，有些还会疼上一两天，不过当经血畅通之后疼痛感会逐渐消失。疼痛剧烈时，患者会面色苍白、手足发凉、出冷汗，甚至昏厥。也有部分患者会在月经前 1 ~ 2 天就会出现下腹部疼痛，接近月经或来潮的时候加剧。膜样痛经的患者则会在第 3 ~ 4 天时疼痛最剧烈，膜状物排出后疼痛就会消失。

膜样痛经指的是脱膜性痛经，女性来月经的时候，子宫内膜会先破碎然后随着经血被排出，但是有些人排出的子宫内膜是整块脱落的，为了排出体积较大的内膜，子宫就会剧烈收缩，从而引起剧烈的疼痛，这就是膜样痛经，是比较严重的痛经症状，但是内膜排出体外后，疼痛就会消失或者缓解。

痛经一般可以分为两类，一种是原发性痛经，一种是继发性痛经。未婚的、已婚的都有可能发生。不过未婚的一般以原发性居多，已婚的则是以继发性居多。

原发性痛经指的是从第一次来月经的时候就开

始发生的经期腹痛，经过检查发现并没有生殖器官上的病变，也就是说生殖系统各个器官在结构功能上属于正常的，多半是因为饮食不当、生活习惯不好，或者因为子宫口狭小、子宫发育不良，或者经血中带有大块的子宫内膜等导致的痛经，这种痛经很可能会在生完孩子之后有所减缓。

还有一种是生完孩子后也不能减缓的痛经，这种一般指继发性痛经。继发性痛经一般是行经数年或者十几年之后出现的经期腹痛，因为盆腔器质性病变导致的，比如盆腔炎、子宫内膜异位症、子宫肌瘤等疾病引起的痛经。这类痛经更要重视起来，因为拖的时间越长，疼痛只会越来越严重，最终引起不孕，甚至导致癌症。

总的来说，引起痛经的原因，大多是情志抑郁，精神紧张、恐惧，或食用过多生冷酸涩的东西，感受寒冷，或素体虚弱，气血两亏，或子宫发育不良以及临经性交所导致的。剖宫手术和盆腔手术后也可能导致痛经。

痛经的辨证也有规律可循。一般以经前腹痛属实，经后腹痛属虚；腹痛因按压而增痛属实，腹痛因按压而减痛属虚；喜暖属寒，恶热属热；绞痛冷痛属寒，刺痛属热属瘀；胀甚于痛属气滞，痛甚于胀属血瘀；绕脐疼痛多属于寒证。痛经引起两胁疼痛多兼有肝气郁滞，如果伴有胃痛，那就是兼有胃气不健。

但也要注意，痛经常常伴有全身症状，这也是帮助诊断的重要旁证，只不过这里边有些症状，不一定是病态的。比如说行经期间，部分患者常有总想要大便的感觉，大便依然成形，这是因为临经之际，冲任充盈，刺激直肠而产生的感觉，这是属于正常的经期反应，并不是病态。又比如说腹痛严重时往往会出现恶心呕吐，大多是因为经滞不下，冲气不得下泻，反而上逆犯胃。一旦经血畅通，腹痛减轻，其呕吐自然会消失，这也并非是胃出现了毛病，因此不能作为辨证的佐证，在治疗的同时也没有兼顾的必要了。有的时候参考伴有症状时要有所取舍，这也说明了中医辨证很难，不沉下心来好好钻研，谈何中医。

这里有简单的自测方法，可以判断你因为什么而引起的痛经。如果小腹两侧痛及下腹疼痛并伴有抽掣感，那很有可能是盆腔炎患者。痛而子宫内膜成块脱落则是膜样痛经。腹痛呈渐进性，从经前数天就开始发生小腹疼痛，逐渐加重，尤其是在月经第一天更加疼痛难忍，就要注意是否是子宫内膜异位症。

看起来痛经的种类很多，其实不外乎虚实两大类，但以实证比较多，一般是由于气滞、寒凝、血瘀，致使经血不得畅流，排出困难所引起的。大致可分为四种证型，分别是气滞血瘀、寒湿凝滞、气血两亏、湿热蕴结。在治疗的时候一定要先分清是哪一种证型，方可对症下药。

先来看看气滞血瘀型痛经。病因大致可概括为临经精神紧张，肝郁气滞，血行受阻；或者子宫过度后倾，宫颈狭小，经血排出困难；或者经血凝结成块，不容易排出；或者整块子宫内膜阻塞于宫口，不通则痛。临床上多见于经前或经期时小腹疼痛，经血量少而不畅，颜色紫暗有瘀血，血块排出后则腹痛减轻。此时治疗应当用活血理气，让经血瘀散，让气血通畅起来。用药包括：当归、川芎、生蒲黄、生五灵脂、枳壳、制香附、益母草。这方子以活血理气为主。

第二种是寒湿凝滞型痛经，多是因为月经临近吃了过多生冷的食物，或者来月经期间淋雨涉水，游泳以及冷水洗足，造成胞宫经血流通不畅，阻滞了，就痛了。临床上表现为经前或经行时小腹冷痛或绞痛，喜暖喜按，得热较舒，四肢冰冷，月经量少，色不鲜或似黑豆汁，或淡，夹有瘀块。治疗上应该温经散寒。通常用肉桂、吴茱萸、当归、川芎、白芍等药来温经，如果寒肢冷严重者可加干姜，便溏加炮姜。

第三种是气血两亏型痛经。这类痛经的患者多因为自己本身身体比较虚弱，气血两亏，月经后血海空虚，没有足够的血液来滋养胞脉，或营养不良，

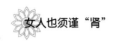

子宫发育欠佳，或因神经质性格，痛感过敏。临床表现为患者面色苍白或萎黄，腰酸腿软或者腰部酸胀不适，经行或经后小腹绵绵作痛，也就是说腹痛并不会随着月经干净之后而有所缓解，反而因为经血去而腹痛加剧，有下坠的感觉，按压可缓解疼痛，遇热可缓解疼痛，月经量少，颜色淡。我一般用益气养血的原则来治疗，用党参、白术、茯苓、当归、白芍、熟地黄、川芎、肉桂、香附、甘草。这方子以和血养血为主。

精神因素对原发性痛经有一定的影响，特别那些神经质性格的人，对月经生理缺乏认识，在临经之际表现为过度的焦虑、紧张和恐惧，致使经血流通不畅，造成经血滞留，从而引起痛经。如果能为这类患者提供心理治疗，进行适当解释，消除顾虑，再用药物来辅佐治疗，常常能获得满意的疗效。

最后一种是湿热蕴结型痛经。多是因为房事不洁或产后感染，热结胞脉，蕴久生湿，导致盆腔瘀血，经血流通不畅，于是就痛经了。临床表现为平日里小腹疼痛或腰骶部酸痛，白带多，月经前后疼痛加剧。月经量增多或经期延长，色紫有块。我用行气活血，清热利湿的方法来治疗，选用柴胡、枳实、赤芍、生甘草、丹参、三七粉、龙葵等药。

由上述所知，其实有些痛经是可以避免的，尤其是在生活习惯方面，养成好习惯，方可离痛经远一点。女性是最需要保暖的人群，可以说大多数妇科病，外因都和受凉分不开。为此，女性要杜绝形寒饮冷。形指的是形体，也就是身体。尤其有些年轻的女性很爱美，要风度不要温度，不仅夏天穿比较暴露的衣服，就连比较凉的秋天甚至寒冷的冬天也穿得比较薄，为的就是保持形体好看，这是不可取的，该保暖的时候还是要保暖。

饮冷的话有两重含义，一种是贪凉，有一些女性喜欢吃冰激凌，夏天吃冰棒、喝冰水，即使进入冬天，也喜欢吃刨冰。夏天偶尔吃一次还好，还可以解暑降温，但是不宜多吃，尤其是对于女性来说，吃太多凉的东西会导致寒凝、血凝或者气滞，也可能引起血瘀，而气滞和血瘀就会导致一系列的妇科疾病，比如卵巢囊肿、痛经、闭经、子宫肌瘤等。

饮冷的另一重含义是性寒、性凉的食物，女性也要少吃，因为寒主凝滞，气血在身体里的运行就好像是一条河，小河里的水一遇到寒冷的天气就会结冰，结冰了之后水就不流动了，这是一样的道理。气血凝滞不通，那就会痛了，所以也有女性在来月经的时候经血颜色发黑，有血块，这种情况多数是受了寒而引起的。

第四章

好"孕"女人更好运

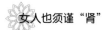

孩子是幸福家庭的纽带

不孕不育对一个家庭来说是一个沉重的打击，因为在中国的传统观念中，生孩子是必须的，所以才有"不孝有三，无后为大。"这说明古人将孩子看得很重。到了如今现代社会，人们的思想进步了，但还是受中国传统文化的影响，认为孩子是家庭幸福的重要砝码，也是维系夫妻情感的重要桥梁。不是说，没有孩子的家庭就一定不幸福，而是幸福会打了折扣，当然"丁克族"除外。

根据世界卫生组织的调查，不孕不育已经成为21世纪威胁人类健康的重大疾病之一。

我治疗过不少不孕不育的人，他们之中有多数人表示，没有孩子的家庭是不完整的，尤其对不孕的女人来说，她们得知自己不能怀孕后，心理压力非常大，即使有些丈夫很包容，说不在意，还是会忍不住觉得自己亏欠了丈夫，也亏欠了家庭，没有一丝的安全感。由此可见，不孕不育确实影响了家庭的幸福。

对于女性的不孕症，我认为这不是一个独立的疾病，而是许多妇科疾病，或是全身性疾病表现出来的一个症状。在前面的文章中我也提到了，月经异常、痛经、闭经、子宫内膜异位症、慢性盆腔炎等这些妇科疾病都会影响生育的问题。

概括地说，我认为引起女性不孕症的主要原因有排卵障碍、精卵结合障碍、免疫性障碍、营养不良以及不明原因等。男方最常见的病因则是精液异常。

另外，环境的恶化也会影响人类的生育能力，其实不仅女性月经不调和排卵障碍患者明显增多，男性的无精子症、少精子症以及弱精症的患者也增多了，这些都与环境的恶化有关系。过早的性生活，却没有做好保护措施，就去做人工流产，做的次数过多，也会成为不孕的一个原因。除了这些因素之外，饮食和不良的生活习惯以及社会、心理等因素也会引起不孕。

不孕给家庭带来的影响可想而知，会是一个幸福家庭的缺憾，会影响夫妻俩的感情，严重的可能会导致婚姻破裂。现在市面上有很多治疗不孕不育的小广告，随处可见。我在这里需要提醒的是，不要相信那些小广告的偏方治疗，没治好，反而更严重了，那岂不是得不偿失。最好的办法就是去正规的医院接受详细的检查，找出具体的诱发原因，然后根据医生的方案来治疗。越早治疗效果会越好，希望大家不要错失了治疗的最佳时机。

根据近几年临床出诊病种统计,有将近一半的患者属于不孕症患者,也就是说不孕症的发病率在逐年上升。很多家庭走上了艰难的求子之路,北上北京,南下广东,听这些女性说,哪里都要去试一下,绝不放过任何一丝希望,或许下一次就有机会怀上了,只要想到有这种可能,那么就不会放弃。

也有不少的家庭为了要孩子,也会去试一下试管婴儿。试管婴儿并不是指在试管里长大的婴儿,而是先从卵巢内取出几个卵子,在实验室里使之与男方的精子结合,培养成胚胎,然后把胚胎转移到子宫内,让它在妈妈的子宫内着床,妊娠。正常的受孕是需要卵子和精子在输卵管相遇,两者结合之后形成了受精卵,回到了子宫腔之后继续妊娠。其中这个实验室里的试管相当于输卵管,所以被称为"试管婴儿"。"试管婴儿"一诞生就引起了医学界的轰动,因为这为治疗不孕不育症开辟了新的途径,让人们看到了更多的可能。

　　但是在做试管婴儿之前，要检查男女双方的身体是否符合做试管婴儿的条件。除此之外，费用也是不容忽视的一个方面，因为目前试管婴儿属于尖端技术，费用自然就高，不适合那种普通的家庭，会造成很大的负担。因此，在做试管婴儿之前一定要咨询相关的费用，并做好准备。

　　但是，并不能说选择了试管婴儿，就一定可以生出孩子来，要是试管婴儿百分之百能成功，那么这世界上没有孩子的家庭会减少很多。我们要知道各大医院试管婴儿的成功率并不是很高，平均在30%左右。有很多方面的原因影响着试管婴儿的成功率，跟医院设施条件、医生技术水平，还有患者自身的条件（比如年龄、子宫和卵巢）等都有关。其中最突出的原因是女方的年龄大了，排卵数量少了，质量也变差了。有调查显示，25～35岁的女性中，试管婴儿的成功率要高于30%的平均水平，但是到了35岁之后成功率会不断下降，到了40岁就更难怀上了，只能达到 20% 左右。所以做试管婴儿要有心理准备，不一定能怀得上，可能金钱也会打了水漂。

对于不孕症的治疗，中医有着丰富的经验，尤其是近十几年来，随着中西医结合步伐的加快，中医越来越多地借鉴和采用了西医的诊断技术和检测方法，这也扩宽了中医的发展之路，并在此基础上辨证施治，让疗效显著提高。我在临床上治疗不孕症也是采用中西医结合的方法，以西医的诊断弥补了中医望、闻、问、切四诊辨证的不足，将辨证与辨病有机结合，逐步形成了一整套诊断和治疗规范。

下面我会详细讲解各种原因引起的不孕症，不过在此之前，我想向大家说明如何预防不孕症。月经不调是造成不孕症的重要原因之一，所以我主要从月经方面来入手。

第一，月经初潮莫忧虑。一般女子在 14 岁左右月经就会初潮，这是一种正常的生理现象，象征着生殖系统正在逐步发育成熟，无须大惊小怪。只不过，

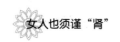

有些少女缺乏生理知识，面对月经会很害羞，也由此背上了思想包袱，每到经期，整个人就忧心忡忡，甚至吃不下、睡不着，长此以往，就会发生中医说的"气滞"。气滞则血瘀，血瘀了，胞脉闭塞不通，就会导致不孕。因此，少女也应该注意了解这方面的生理知识以及处理办法，想办法消除顾虑，让婚后受孕少一些阻碍。

第二，经期要讲究卫生。在月经初潮期间，如果不讲究卫生，就很容易得各种妇科病，比如说月经不调、痛经、外阴炎、阴道炎、宫颈炎、附件炎、子宫内膜炎、盆腔炎等，这些病症都会影响婚后的受孕。总的来说，要在精神上保持乐观舒畅；在身体上则要注意适当休息，不宜劳累；在饮食上应该吃些温热的东西，不宜吃寒凉的东西；在起居上宜规律、舒适，不要坐卧在湿地上或者冒雨涉水，全身淋浴不宜过于频繁，不然很容易引起着凉感冒。另外，月经期间内裤和卫生巾要勤换。

　　第三，月经不调应该早治。月经就好像是女性身体健康的"晴雨表"，女性要去关注自己每个月来一次的"好朋友"才行。所谓的月经不调指的是经期、经色、经量发生变化，或者闭经、痛经、崩漏等。不孕的妇女中不同程度地存在着月经不调的现象，甚至可以说月经不调就是难以受孕的信号。因为少女患月经不调的原因比较单纯，治疗也会比较容易，所以我才会提倡越早治疗越好，争取一次性就治好，免得留下什么祸患。

　　第四，月经迟来也要及早治疗。有的少女初潮比较晚，到了18～20岁以后才见红，并且量少、色淡、质稀，这说明了生殖系统的功能比较低下，婚后也很难怀孕，如果不去治疗，那么月经的情况只会每况愈下，会引起闭经或并发其他疾病。因此，凡是月经迟来，发育比较迟缓的少女，应该认真锻炼自己的身体，并适当用一些药物来调理。

　　对于不孕的妇女来说，除了要针对性地进行治疗之外，在生活中也要注意以下几点，从而获得更佳的疗效。

首先，即使已被查出不孕，也不要给自己太多的压力，心理上要坦然，过分的焦虑或忧虑不但没有帮助，反而影响治疗。其二，要避免不良的生活习惯与环境影响。对一些可能影响生育的工作应当注意防护，如应该避免接触放射性和对身体有害的物质，某些化学品和重金属也是在有害之列。另外，不孕不育患者应该尽量避免抽烟喝酒。最后，应增加营养，加强锻炼。

卵子排出有障碍，烦恼接着来

一个卵子和一个精子相遇了，形成受精卵，然后在妈妈的子宫里住了 10 个月左右就可以出来了。怀孕，也就是说要有妈妈的卵子，也要有爸爸的精子，这是最根本的条件。如今很多人怀不上孕，就是因为最根本的条件没有达到，比如说排卵障碍性不孕症的患者不排卵。你说要是没有一颗活力十足的卵子，甚至排都没排出来，又怎么跟精子去结合呢。

　　排卵障碍性不孕又称为不排卵，是女性不孕症的主要原因之一，约占 25% ~ 30%。患者除了不孕之外，常常同时伴有月经失调、闭经、多毛、肥胖等症状。西医学认为，"下丘脑—垂体—卵巢"生殖轴的任何部位发生功能或器质性改变，都可能导致暂时或长期的排卵障碍，与中医的"肾气盛—天癸至—任通冲盛—月事来潮—受精妊娠"的理论相吻合。

　　中医认为，排卵障碍性不孕主要是因为肾气不足。肾是先天之本，肾藏精，所以也是生殖之本。肾精的充盈是卵子生长的物质基础，肾气的充盛是卵子发育成熟的必备条件。肾气旺盛，气血调和，任通充盈，男女适时交合，两精相博，胎孕乃成。如果肾虚，那么就会冲任失调，则胞宫不能摄精成孕。因此，要治疗排卵障碍性不孕应用补肾大法。

　　补肾是基本大法，但在临床应用的时候，我还需要根据患者的症状、体征以及病情特点，辨别阴虚、阳虚、挟痰挟瘀，治疗也会有所偏重。此外，我还根据西医的检查结果，并结合患者具体情况，辨其兼证，随证来加减用药。如西医检查为多囊卵巢综合征，患者表现为肥胖、闭经、多毛、带下量多、苔腻者，证多属于肾虚痰湿；西医检查结果为卵巢功能低下，子宫发育不良者，辨证多属于肝肾精血亏损；西医诊断结果为黄体功能不足者，辨证多属于肾阳虚弱；西医诊断为高催乳素血症者，辨证多属于肾虚肝郁。

我在治疗排卵障碍性不孕的时候多用滋补肝肾、养血调经的方法。因为月经刚净，血海空虚，所以在月经前半期要以滋补肝肾精血为主，而月经后半期属阴转为阳，阳气充盛的时期，所以应该加强温补肾阳的作用。

排卵障碍的主要症状表现为月经失调，因此临证的时候我主要会详细询问患者的月经情况，包括月经初潮的时间、月经的周期、经量、经期是否正常等。特别是必会问患者有无在月经来潮 12 小时内取过子宫内膜，是否监测过卵泡的发育，查看基础体温的变化曲线图。其次通过望患者的形体是否肥胖、有无多毛、痤疮来诊断该病。临床上我通常以闭经和功血两大类进行辨证治疗。

这里有一个案例，李姓患者，已婚，32岁了，在1998年6月份初次找我看病。在此之前怀过孕，但是人流后，有将近8年的时间没有怀孕了。而且平时也总感觉身体不好，乏力、腰酸等，因为不能怀上孕，心情受到影响，不免难过抑郁。在我院做了输卵管通液检查，结果表明输卵管通畅，那就可以排除输卵管阻塞的情况。我问了她月经的情况，在14岁的时候月经初潮，初潮的年龄很正常，但是量比较少，颜色暗红，没有痛经。在人流之后，月经越来越少了，经西医检查为排卵障碍性不孕症。

《内经》说："肾气盛，天癸至，太冲脉盛，月事以时下"，因此闭经当以肾来论治。通过补肾调经，可以达到调整卵巢功能，促进排卵的目的。需要注意的是，单纯的气滞血瘀一般是不会引起闭经的，只有在肾虚的前提下，受环境、精神因素等影响，方可形成闭经。由此，在治疗上理气活血通经只能作为闭经治疗过程中的一种手段，要调整卵巢功能，促进排卵还是需要补肾。

李女士因为引产、流产，损伤了肾精，冲任虚损，不能排卵，不能摄精成孕，导致了不孕。血海空虚，故月经量少，肾虚腰府失养，所以腰酸乏力。患者平素情志抑郁，加之久不受孕，所以肝气郁滞。因此，李女士的不孕症主要是由肾虚肝郁引起的，治疗时应以补肾和调肝并重。

在药物的选择上，肾气盛，精血足，是卵子成熟的物质基础，所以我会选用紫河车、巴戟天、当归、白芍来补肾益精、养血和血。肝气条达、气机通畅是卵子顺利排出的必要条件，于是我就选用了柴胡、香附来疏肝解郁，调畅气机。配益母草祛瘀生新，为孕卵着床做准备。应用这些药物来治疗，则经血充足，任通冲盛，月事正常，那么胎孕乃成。

另外一类就是因为崩漏引起的排卵障碍性不孕症。崩漏多见于青春期和更年期的妇女，育龄妇女也有，只不过比较少见，育龄妇女更多地表现为经期延长或经前少量出血等症状，这也就是西医所指的黄体功能低下。黄体功能不足可以导致卵泡发育不良，可能本人并没有什么不适的症状，但是在月经周期中无排卵的现象，有时表现的症状就是月经过多或者经期延长，如果你的月经出现了这样的变化，可以去医院检查一下什么原因。越早发现不对劲，就能越早治疗，治疗的效果也会比较好。

崩漏的发病机制仍然是因为肾虚，肝肾功能调节失调。由于它在临床上是以子宫不规则出血为主要表现，所以治疗应首先以止血为主，止血后再用补肾调肝的方法，调整卵巢功能，恢复排卵。

再说一个案例。患者姓陈，女性，27 岁，初次来找我是在 2004 年 11 月。她跟我说她月经紊乱已经有 10 来年了，当时也没有出现明显的诱因导致了月经不正常，再加上也没有其他的症状，于是就没有加以重视。后来过了几年，有一次2个多月了才来，来潮之后20多天都不干净，自觉不正常，于是就去拿了十余剂中药来吃，我问她具体的药味，她已经记不清了。吃了这些药，经血干净了，但是过后月经还是等了两三个月才来一次。直到2004年的9月份，来的月经量多，色红，也有血块，过了1周，经血也没有去，只不过量变少了，但还是每天都来，持续了1个多月还没好。24岁结的婚，性生活正常，也没有避孕，但是没有怀上，西医诊断为功能失调性子宫出血。

我根据陈女士因月经紊乱10余年，阴道不规则出血2个月未净为主症，中医诊断为崩漏。患者先天禀赋不足，肾气虚弱，所以月经来潮没多久就开始紊乱了，加之经期不注意，损伤了肾气、冲任，导致了肾气益虚，冲任失固，统摄无权，以致经血非时而下；出血日久，耗损气血，气虚子宫收缩无力，

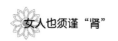

血瘀阻在胞宫，所以经血中夹有血块。

故我以益气调经、化瘀止血为原则治疗，先把血给止住。我用了生晒参、当归、生黄芪、三七粉、茜草、乌贼骨、仙鹤草、枳壳，荆芥炭，瞿麦、益母草这些药。

黄芪味甘，性温，补气之中又长于升提清阳，临床上经常用于治疗气虚不能统血之崩漏、胎漏、产后恶露不尽、乳汁自出等症状。而且我认为生黄芪在补气之中尚有行滞之功，常用来配合活血药治疗气虚血滞，经络痹阻所致的产后身痛以及经期延长、淋漓不尽的病患。三七粉则有活血散瘀、止血的功效，因为该药止血不留瘀，是一味止血的良药。且三七粉还有补益气血，强壮身体的功效，配上生晒参，可用于失血后、产后或病后气血虚弱的人。等情况好转之后再补肝肾，从根本上来拔除病根。

正常排卵是怀孕的前提，若女性无卵子排出更无从谈及受孕，而想要正常排卵，首先就要关注月经的情况。把月经调好了，卵巢功能也调好了，能排出卵子了，就能提高受孕的概率。

另外，需要提醒的是，不孕患者一定要放松心情，因为沉重的心理压力是不利于治疗的。不孕症的治疗需要时间，有些人治疗一段时间怀不上就放弃了，这样很可惜。你们要知道的是不孕症的治疗效果不是立竿见影，要做好长期作战的准备。

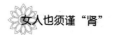

当卵子遇不到精子

不排卵，就怀不上，那么排了卵就一定能怀上吗？要知道不孕症是很复杂的一个疾病，并且不是独立存在的，而是由许多妇科疾病，或是全身性疾病所表现出来的一个症状。因此，即使排卵成功了，也有很多种情况会导致不孕，其中就有一种情况：卵子遇不到精子，更别说要受孕了，这就是输卵管阻塞性不孕症。

输卵管阻塞性不孕症，简单来说，就是输卵管堵塞了，挡住了精子和卵子相遇的道路。就好像是牛郎和织女，如果没有鹊桥，他们就连一年一次相见的机会都没有了。同样的道理，精子和卵子想要相遇，也是通过输卵管，在输卵管形成受精卵，然后回到子宫着床。但是输卵管阻塞了，就相当于牛郎和织女没有了鹊桥，没有途径可以相会。

凡在生育年龄之内，婚后同居没有采取避孕措施2～3年以上仍然不能受孕者，或者女方曾经生育或流产，之后未采取避孕措施2～3年以上未能怀孕者，都被称为不孕症。但两者有不同，前者被称为原发性不孕症，后者则被称为继发性不孕症。造成不孕症的原因有很多，输卵管炎症引起的粘连、阻塞，导致"输卵管不通"为其重要原因。

对于输卵管阻塞性不孕症，目前国内外尚无理想的治疗办法。我从事妇科临床多年，对这一领域的现状有着清醒的认识，这个现状是：目前不孕症的发病率不断上升，现代医学对于不孕症的诊治技术也在不断地进步，但因为腹腔镜手术助孕与试管婴儿等治疗方法费用昂贵，很多普通家庭折腾不起。而中药治疗效佳药廉，服用简便，强调自然受孕，比较受广大患者的欢迎。所以我一直在思路上进行努力创新，终于找到了突破的办法，逐步创制出以经方加味为基础的系列中药处方。其中，以四逆散加味为主，也扩大了古方的应用范围，更重要的是，显著提高了疗效。

在中医里是没有输卵管阻塞这个名词的，我查阅了历代文献也没有找到与它相关的病名，根据西医学对其病理表现及临床体征的诊断，我认为它与中医的"瘀血病证"极为相似。血液运行不畅，停滞于经脉或脏腑之中，或离经之血积存于体内，就会形成瘀血。瘀血形成后会阻碍正常气血的新生和运行，使局部出现炎症、粘连、组织增生和包块等病理改变。若是瘀血阻滞于胞脉，使胞脉出现炎症、粘连而闭阻，两精难于相博，这样导致了不孕症。中医对输卵管的诊断应为胞脉闭阻。

那何为胞脉呢？对于胞脉的认识我同意现代医

家蔡小荪的观点，他说，胞脉有广义和狭义之分，广义指的是分布于胞宫上的脉络，主要指冲任二脉，相当于西医学子宫上分布的动静脉。而狭义的胞脉指的是输卵管。元代著名医学家朱丹溪说过："子宫上有两歧，一达于左，一达于右"，这个"两歧"指的就是输卵管。也就是说，输卵管的概念和功能应包括在中医狭义的胞脉之中，于是输卵管的病变与中医胞脉的异常改变相对应。输卵管阻塞不通，也就表示胞脉闭阻不通。

造成瘀血停于胞脉有多种原因，据我临床观察，多为这几个因素，其一为情志所伤，其二有盆腔炎史，其三有结核病史，其四为手术损伤，其五为经期感受寒邪。不论是以上哪种原因，一旦影响了胞脉的气血运行，就会造成淤血内阻，胞脉就会闭塞不通，很容易导致不孕症。

吴女士也是我治疗过的病患之一，2005 年 8 月来初诊，那时已经 31 岁。她把西医的检查结果给我看，双侧输卵管不通，也就是因为输卵管不通造成

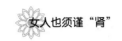

了不孕。

对于输卵管不通，我习惯运用的诊法是问诊和望诊。问诊主要询问是原发性还是继发性不孕症。若是原发性，就要询问有无结核病史。结核病是一种传染病，是由结核分枝杆菌导致的病，当结核杆菌感染到女性生殖器时会有炎症，这种炎症叫生殖器结核，又被称为结核性盆腔炎，会使输卵管受到损伤，或粘连，造成阻塞，同时也会导致月经不调。子宫内膜结核早期会导致月经量过多，且经期长，晚期就更严重了，内膜遭到破坏，宫腔也粘连了，形成瘢痕，没有条件让胚胎着床，于是，也导致了不孕。若是为继发性不孕，就要询问有没有流产、宫腔操作史、盆腔炎史。其次，我要重点询问输卵管检查的结果，是通而不畅，还是不通，有无积水，输卵管有无串珠样改变等，这对于判断治疗结果与预后都非常重要。望诊主要包括望患者的精神状态，形体的胖瘦以及舌苔的变化。

通过问诊，我知道了吴女士在 2000 年结婚，夫妇性生活正常，婚后曾怀孕 2 次，人流 1 次，药流 1 次，最后一次药流是在 2001 年。术后恢复良好，没有不适的反应，药流 4 年之后有 1 年没有避孕，却总怀不上孩子。自觉有问题，就去做了检查，没想到输卵管不通了。

其实输卵管阻塞患者多无明显的特异症状，就像是吴女士一样，没有任何不适感，直到总怀不上孩子才去做了西医检查，诊为输卵管不通。后来我在临床上就以中医传统辨证与输卵管阻塞局部辨病相结合的双重诊断方法来治疗本病，取得了满意的效果。

所谓的局部辨病，是因为输卵管阻塞的原因不同，那么局部的病理表现也不尽相同。一般来讲，输卵管炎性阻塞主要是由于瘀血阻滞于胞脉，结核性阻塞，由于局部有钙化灶及瘢痕形成，则表现为瘀血阻于胞脉的重症；输卵管积水的形成，多是由于瘀血内阻，影响了胞脉的气机疏通，于是津液不得布散，积为水湿，形成了痰湿互结于胞脉的病理变化。也就是说局部辨病就是辨输卵管是炎性粘连、或是瘢痕钙化，抑或是输卵管积水，清楚了原因，就可以有针对性地遣方用药。

所谓的全身辨证，意思是在局部辨病的基础上，结合患者的发病诱因、症状以及舌脉进行辨证分型。经过临床观察，我觉得大致可以分为三型，分别为肝郁型，血瘀型、痰湿互结型。

只有将局部辨病与全身辨证相结合的双重诊断方法引入输卵管阻塞的治疗中去，才能增强中医遣方用药的针对性，提高中药疗效，具有切实的临床意义。我用这种中西医相结合的办法来确定具体的病因，采用中药理气活血、化瘀通络来治疗输卵管阻塞，临床治愈率可达到71%。若是配合中药灌肠、外敷等综合治疗，有效率可以达到84%。

吴女士因为药流、人流各1次，损伤冲任胞脉，致使肾气虚弱，久虚而致气血运行不畅。瘀血阻于冲任胞络，导致了胞脉闭阻，也就是输卵管阻塞了，因此两精不能相合，而难于成孕。所以她是属于继发性不孕——双侧输卵管不通。

通过辨证，她属于瘀血内停，胞脉闭阻，应以理气活血，祛瘀通络为治疗大法。而输卵管位于小腹，为肝经所过，且不孕症患者因久不受孕多表现为心情郁闷、情志不舒，于是选用四逆散疏肝理气。

方中用柴胡、枳实疏肝解郁，条达气机，行气而散瘀结；赤芍主入肝经，善走血分，有活血散瘀之功；甘草"能行足厥阴、阳明二经污浊之血，消肿导毒。"加上养血活血的丹参，既能助赤芍活血散瘀、又能防理气活血太过而耗伤阴血，祛瘀而不伤正；加穿山甲入肝经，善于走窜，性专行散，既可以引药入血脉达病所，又可以助上药散瘀滞，通畅胞脉的闭阻；蟅虫破血逐瘀，散结通络；三七粉化瘀止痛；生黄芪补虚扶正。全方配伍合理，有攻有补，有散有通，全身调整与局部治疗相结合，治病与善后相结合，靶向明确，针对性强，因而疗效明显。

通过活血通络，兼补肾气治疗后，吴女士瘀去络通，肾气充实，冲任调达，则两精相合，终获胎孕。

有因才有果，这对于疾病预防是一样的道理，

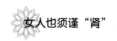

避免了疾病产生的因素，也就减少了疾病发生的概率。如果想让输卵管保持畅通无阻，那至少应该避免那些让输卵管阻塞的因素。首先，女性朋友要做到注意个人卫生，不要和别人共用毛巾、水盆等，避免交叉感染，尤其月经期间更要注意。其二，夫妻之间在性生活之前要注意清洗私密处，否则就有细菌进入阴道造成感染的风险。其三，如果女性患有妇科疾病，像是附件炎，或者是盆腔炎等，一定要重视，去医院积极治疗，直到完全康复。其四，最好少做人流。最后，要增强自身的抵抗力，适当做一些体育运动，提高身体素质。

一场由精子引发的过敏

历代著名医家中，我偏爱张仲景，可以说张仲景影响了我的行医观念。我经常用他作品里的方子，然后根据我自己的理解，以及患者的具体情况进行加减。《伤寒论》是第一部既辨证又辨病的临床专著，他确立的辨病分证诊治的思想为后世医家所遵循。在我行医学医的过程中始终遵循经方的指导，并坚持辨证与辨病相结合、方证相结合的重要学术思想。

也是因为他，我深刻地认识到了，辨证论治乃中医的特色，如果丢掉了它，也就难以称其为一个真正的中医了。

即使到了现在，辨病和辨证相结合依然是中医所遵循的思想，只不过随着医学的发展，传统的辨病与辨证已经不能满足人们认识和治疗疾病的需求了。因此，必须加入新的内容，才能够创新，并且焕发新的生命力。于是中医逐步利用起了现代医学的辨病指标，在一定程度上弥补了传统辨病与辨证的不足之处，提高了辨证的客观性和准确性，也给传统的辨证思维方式以新的思路。要知道，建立辨证与辨病相结合的辨证论治新体系，是中医学术界努力的方向之一。

临床上我会根据患者当时的情况灵活应用"病证结合"或"无症从病、无病从症"或"舍症从病、舍病从症"等方法。如果病和证都比较明显的，可采用病证结合的方法提高疗效。但是在临床实践中也有不少病或证不够明显的，仅仅凭其一不足以反映疾病的性质，此时应当仔细辨别，判断有所侧重，治疗时或无症从病，或无病从症。具体的是怎么回事，我在第一章节讲说得比较详细，如果忘了，可以翻回去看看。

回到正题上，为什么会说到这些诊断的方法呢？因为接下来说到的免疫性不孕就是根据无症从病的方法来诊断的。意思就是通过望闻问切也察觉不出来，但是通过西医病变检测指标就很明显，临床上必须从病论治。

有一蒋姓患者，结婚有5年了，通过夫妻双方的努力奋斗小有成就，经济条件好了起来，于是两人商量着要一个孩子，将近1年的时间没有避孕，但是也没有怀上。她刚开始以为是输卵管出现问题了，于是去做了输卵管通液检查，结果显示为输卵管通畅。她月经正常，而且男方精液各项检查指标也正常，那为什么会怀不上孕呢？

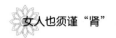

　　原来蒋女士虽然排卵，输卵管的检查也都是正常的，但抗精子抗体阳性，被诊断为免疫性不孕。所谓的女性抗精子抗体阳性，意思是男性的精子进入子宫以后，被女性的免疫细胞误认为是侵入人体的异物，于是进行"自卫"，并排斥精子，导致了精子被吞噬，引起免疫系统产生抗体。于是精子和卵子就难以结合，影响了怀孕。

　　总之，免疫性不孕是由于生殖系统抗原的同种免疫或自身免疫阻止了精卵不能结合或者阻止精子穿透卵子而导致不孕。当然，免疫性不孕的原因有女方的原因，也有男方的原因。免疫性不孕约占不明原因不孕症的40%～50%。一般来说，育龄期夫妇结婚后保持着正常的性生活，没有采取避孕措施2年，如果没有怀孕，那就可能患上了不孕症。如果只是不孕，各个方面都正常，没有不适，那么很有可能是免疫性不孕。其中，抗精子抗体是免疫性不孕常见的一种类型，占了60%左右，其他的还有抗子宫内膜抗体、抗卵巢抗体等。

该类患者没有明显的临床症状，如蒋女士，未避孕 1 年没有怀上，没有明显不适感，饮食正常，大小便也正常，看舌质也正常，这给临床辨证带来一定困难。对于此类患者，我多用无症从病，结合西医的诊断指标以及病变特征来入手治疗。

中医认为肾主藏精，奠定了生殖基础，与免疫功能密切相关，且那种敏感体质的人容易发生免疫反应。由此，我认为肾虚为免疫性不孕症的发病之本。

历代妇科医籍对于女子不孕的说法虽然不一，但是都认识到与肾密切相关。结合《素问·上古天真论》对女性生长发育以及生殖功能随肾气盛衰的认识，说明肾虚为不孕之根本。而免疫性不孕因为历史条件的限制，前人并没有直接的论述。不过近 20 年来对肾本质的研究表明，肾虚具有不同程度的"下丘脑—垂体—肾上腺—胸腺轴"功能低下，这个轴是神经

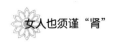

内分泌免疫网络的重要部分，肾上腺皮质激素是免疫抑制物质，能明显抑制 T 淋巴细胞对有丝分裂刺激的增殖反应及自然杀伤细胞活性，应用生理剂量的地塞米松能有效抑制这种现象；同样用六味地黄丸、右归丸类能调整肾上腺皮质激素对该轴的控制，而该抑制系统是通过影响细胞因子所产生的。

许多实验表明，免疫细胞分泌的细胞因子可以影响生殖神经内分泌、卵巢功能、胚胎的着床和发育以及胎盘功能等。反之，生殖系统中的一些细胞成分及胚胎本身也可以调节免疫细胞合成和分泌细胞因子，这些都是与肾相关联，因此，肾虚为免疫性不孕症的发病之本。

肝郁则是免疫性不孕的发病之标。首先，女子以肝为先天，以血为本，肝为刚脏，须疏泄条达，以柔和为顺。可是女性多抑郁，或暴怒伤肝，都可能致使肝的疏泄功能失常，导致肝失去了条达，气血失调，冲任不能相资；或者部分患者因为郁久化热而成肝火亢盛，血海蕴热，时间久了可导致不孕。其次，肝藏血，体阴而用阳，阴血足才能柔润以养肝。如果肝阴不足，那么冲任亏虚，胞脉失养；或者阴虚火旺，血海蕴热，均不能成孕，所以肝失调达与女性不孕密切相关。

因此，我认为免疫性不孕症的主要原因在肝郁肾虚。所以我给蒋女士的处方是这样的：柴胡、当归、白芍、菟丝子、山药、枸杞子、何首乌、丹参、巴戟天、制香附、益母草。每天1剂，一共服用了7剂。

她服完药之后食欲欠佳，腹胀，我考虑为脾虚失于健运。肾与脾为先后天的关系，肾虚往往可及脾，或因补益药过于滋腻，碍胃所致。于是在上方的基础上加入党参、生黄芪、砂仁，兼以益气健脾。治疗了3个月之后她就怀孕了，后来剖宫产一个健康的女婴。

为了避免免疫性不孕，要做好以下几个方面。

一、要注意避免衣原体感染，这样就避免了子

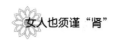

宫内膜炎、输卵管炎的发生。而衣原体感染是性传播疾病中的一种，主要是因为不洁的性生活造成的感染。所以一定要注意个人卫生以及注意性生活的卫生，减少感染的机会。

二、不洁以及无节制的性生活可能会出现抗精子抗体，所以还是要注意一下，引起不孕就不好了，假如真的因为抗精子抗体引起了免疫性不孕，也不用太过担心，这是可逆的，应该积极治疗。

三、不要给自己加压。人的心情轻松愉悦了，那么身体才会协调平稳地运行，身体内会分泌更多的免疫活性物质。要是总处在不良的情绪中，很容易导致各种疾病的发生，严重的话还会引起癌症。

第五章

名老中医告诉你如何养生

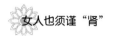

好心情胜过十服良药

有不少人好奇地问我:"您的长寿秘诀是什么?"其实我的长寿秘诀很简单,你们听了都不禁要怀疑了,这真的是长寿秘诀吗?是真的,我可以肯定地告诉你们,每日给患者看病,这就是我的长寿秘诀。

我 90 多岁了,但还是喜欢去诊室,不论是在普通门诊、特需门诊还是病房,仍然有我可以做的事情。为人们答疑解惑,帮人治疗疾病,我觉得这是一个特别有成就感的事情。有事做,并且很认真地投入到自己所爱的事业中去，这是我长寿的一个秘诀之一，而这也会成为你们的长寿秘诀之一。

现代社会压力大，有工作上的压力、住房的压力、生活上的压力，烦恼会一个接一个地来，不是这个压力，就是那个压力。要是每一份压力都压在心头上，小小的身体又怎么能支撑得了，心情只会越压越不好。如果专注于工作或者专注于兴趣，那么人的精神意识比较专一，可以渐渐忽略很多繁琐的扰心之事，且积极投身于生活中并尽情享受人生的乐趣，然后尽可能地发挥自己的个性以及聪明才智，从成果中获得满足和喜悦，就会走出被乌云笼罩的心情。心情好了，那么身体的很多地方就通了，一些病痛也会不知不觉地没了。

你看，现在理解我所说的投身于工作或兴趣中也是长寿秘诀之一了吧。照这样的说法，本质上的意思是想要长寿就要保持心情的愉悦。现在很多疾病的根源都在心态上，有些人想的事情多，也爱操心，烦恼越积越多，一直憋在心里，只会不断增多，而不会减少。尤其女性会比男性细心一点，思虑过多了就导致了肝气郁结，抑郁就会伤肝，于是肝脏的各种功能就不能正常发挥其作用，接着又影响了五脏六腑，最后导致了各种疾病的发生。不要以为这是危言耸听，中医讲究的是牵一发而动全身，一处地方出现问题了，那么其他脏腑也会逐渐受到牵连。

情志也会致病。不良的情绪控制在一定范围内是正常的，但是如果太过了，超出了五脏所能承受的范围，那么疾病也就跟着来了。《黄帝内经》里有一句名言："生病起于过用"，情志太过，也会致病。

我在上面的章节提到过，女性的月经不调、闭经、痛经，甚至是不孕都跟情志方面的因素有关，是因为女性本身会更容易受到情志方面的影响，况且女子以肝为先天，"肝藏血"，女性的生理特征如月经、怀孕、生产等，都与"血"密不可分。女性更容易受到情志方面的影响，造成肝气郁结，导致了中医的气滞证。

由此可知，如果想要身体健康，让各个脏腑之间协调运转起来，首先要调理情绪，稳定心态，其中，制怒又是首要的。

因为中医分阴阳，肝也就有了肝阴和肝阳之分。津液属于阴精的一部分，如果阴精不足，那么人体的阴阳也会失去平衡。也就是说因为津液耗损，导致了肝阴不足，肝阳因为失去了制约就会亢盛。而肝火是肝阳的表现形式，那么肝阳亢盛就会导致肝火旺。我们常常用"大动肝火"来形容一个人发怒，这也说明脾气和肝火之间的关系，如果脾气不受控制，动不动就发火，往往是肝阳上亢的问题。同时，怒火也会伤到肝，如果不控制情绪，不但不利于降肝火，反而使肝更不好了，也会影响体内其他的脏腑，导致各种疾病的发生。可以说，坏情绪就是健康的大敌。

在外人的眼里，我性格比较温和，还总说我有气量。与其说我有气量，更不如说我学会了不在意生活中的不快和烦恼。我一直觉得生气就是自己吃亏，活着就是胜利。一个人能够活着并且保持健康，是一件多么值得庆幸的事。要知道，生老病死是人生规律，我们谁也没办法摆脱。以前贵为皇帝之人，用尽了心思，遍求仙方，也没有办法摆脱生老病死，若是现在活得很健康，我们好好珍惜，即使现在有点不舒服，也不用太过担心，只要把心态放平，或许我们明天会更健康，既然如此，又何必自寻烦恼。

我很赞同一幅对联上的话："天下事了犹未了何妨以不了了之，世外人法无定法然后知非法法也。"上联的意思是说天下之事，不如意者常常十之八九，烦心事了结了又似乎并没有了结，于是烦恼也无穷无尽，那又何必纠结解决这些烦心事的方法呢？下联的意思是人活在这个世界上，不论是待人接物还是为人处世，并没有固定的一个法则，当你明白了这一点才会懂得，原来没有固定的法则就是一种法则。所以，挖空心思想要摆脱各种烦恼，其实还是摆脱不了不如意之事的纠缠，还不如自在洒脱一点，至少不用那么费神，活得也会开心一些。

我自己是这样调理的：遇到对情绪有负面影响

的事情时，会让自己进行心理调节，学会宽容大度，让人处且让人，不苛求他人，与家人、朋友亲密相处，设法保持活跃，期待新一天的到来。而且我认为，做人要有信仰，要大笑，要保持幽默感，保持独立意识，不断结交新朋友，唯有如此，才会逐步调理过来。

心情好，便是一服很好的良药，有益于治疗人们的疾病。可以说，情绪经常处于良好状态的人，得病的概率少，而且往往能够比较长寿。

即使得了病，也不要杞人忧天。当年，毛泽东曾给宋庆龄写了一封信，谈及对疾病的态度，大概意思说的是病来了，只能既来之则安之了，它不是一天就来的，当然也不会一天就走了，关键的是要把心结打开，才能慢慢地培养自身的抵抗力。

大多患者患病之后或多或少有心结，这种心结一直萦绕在患者的心中，就像是天空中的乌云，一直挥之不去。这对疾病的治疗非常不好，往往医生要特别注意患者的心情，也可以适当地跟患者说，生病乃人之常情，既然已经发生了，那就努力想办法去解决，一味地忧虑和煎熬，还不如多找这方面的权威医生，向医生询问康复的意见，合理饮食这样还能好得快一些。

最后我总结一下，健康长寿并不难，首先要发展兴趣爱好，多了一些兴趣爱好，便能少一些烦恼，让浮躁的心情变得平静，修身养性。

其次，要保持心理平衡，调整心态，控制情绪。不要过多地计较得失。当然我们不是圣人，做不到不以物喜，不以己悲，悲和喜都是人的正常情感，不要太过就行，维持情绪和心态的平衡，放宽自己的眼界，保持精神愉悦。对于无法得到的东西不过于贪求，珍惜自己所得到的东西，心情保持开朗、乐观。

养生就是要快乐养，简单一句话，养生不过是平常人做平常事、做快乐的事，不要把它们当作功课，而是把它们当作兴趣，持之以恒。养生要从心所欲，考虑身体的本能。真正的养生，不是让人身体受苦、内心痛苦的清规戒律，是在健康的前提下让人感到最舒服，最有乐趣的生活方式。

　　我把中医养生的方法概括成"调摄情志、顺应四时、节制饮食、适当劳动、气功按摩、淡泊名利"六个方面，并且根据这六个方面长期坚持下去。健康是完成一生事业的大前提，身体是革命的本钱，没有了健康的体魄，又如何能发展自己所喜爱的事业呢？

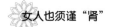

均衡吃，健康美丽两手抓

我常常感念恩师和家人。随着岁月的流逝，许多过往的人和事了无痕迹，然而我对于父母、恩师的感念之情以及情侣之爱，都在我的心中愈加沉淀。父亲给我提供了昂贵的学费，老师悉心栽培我，而妻子多年的两地生活也没有怨过我，是他们成就了今天的我，我很感谢他们。尤其感谢我的妻子，是她给了我幸福的生活，温暖的家庭，几十年如一日地为这个家庭付出，还要照顾我们俩的6个子女，虽然现在孩子们都各自有了自己的家庭，但其间的辛苦可想而知。作为一位妻子，也作为一位母亲，总会操心这操心那，担心我们穿不穿得暖，吃不吃得饱。

她曾是我们家的厨师长，经常变着法子给我们做好吃的，现在年纪大了，一般不怎么做了。我们家常吃的一道菜是鱼，倒并不是说我非常喜欢吃鱼，完全是从营养学角度出发的。鱼类含有人体所需的营养，蛋白质含量一般在15% ~ 25%之间，其中包含人体所需的8种氨基酸。鱼的脂肪大多是不饱和脂肪酸，能促进胆固醇的新陈代谢，防治冠心病，而且它又是动物肉类中最容易消化吸收的。

当然不止吃鱼就行，其他的肉类也吃，鸡肉、鸭肉、牛肉等，不过不要吃太多，适量就行。有相当多的人一提起肉类就会联想到脂肪，并且认为就是因为脂肪，身体很容易发胖。这种看法不正确，科学保健与养生的方法，主要在于营养摄入均衡，也就是说吃任何的东西都要适度，不然就是一把"双刀剑"。现在物质生活丰富了，餐桌上经常可以见到各种肉类食品，有些人管不住自己的嘴，一不小心就吃多了，吃多了，那肯定得发胖呀！

如果吃过量，远远超过了身体的消化能力，就会造成营养过剩，而过剩则是"浊毒"的温床。以前虽吃不饱，穿不暖，但是却很少有人得糖尿病、高血压、癌症等。可现在吃得饱、穿得暖了，这些疾病却多了起来。可以说，这些都是"富贵病"，实际上这些病就是吃出来的，也是典型的现代病。"浊毒"可以这样理解，在中医看来，人体内的物质原本是清洁而流动的，如果因为某种原因让它失去了这种特质，变得浓稠且混浊，那么就是"浊"，"浊"的危害很大，会在身体内生出痰来，人就开始生病了。"毒"可以这样解释，如果你吃进去的量是10成，排出来的量却只有3成，那么剩下的就会留在体内，成了"毒"。因此，饮食忌摄入过量。

女性都爱美，所以大多很注重外在的形象，为了保持形体就开始减肥，首先从不吃肉类食物开始，因为她们觉得吃肉会让身体发胖，但是拒绝肉类食品，会造成动物蛋白摄入不足，虽然有些人通过补充豆类等植物蛋白来替代动物蛋白，但其吸收和利用远远不及动物蛋白，当动物蛋白摄入不足的时候，人体的平衡就会被破坏，到时免疫力、记忆力也会随之下降，甚至出现了贫血等症状。

有些女性也有选择用节食的方法，就是只吃限定的食物，或者按照医生给出的食谱进食。有些女性为了能更快地看到效果，往往早饭或中饭不吃，饿到晚上才吃。你想一下，早饭和中饭都不吃，肯定得饿惨了，到了晚上是不是就会狼吞虎咽。其实这恰恰适得其反，因为一天之中，就算只有一顿暴饮暴食，也会促使脂肪的生成，胆固醇也会增加。

另外，市场上有很多卖减肥药的，你没什么病，仅仅因为要减肥就吃药，吃多了肯定对身体有不良反应呀！有一句话是这样说的：是药三分毒。这些减肥药有什么成分你并不知道，特别是通过不明途径购买的，含有什么禁药也不清楚，想想就可怕。每个人都爱美，这也不是什么坏事，但是美也要健康的美，过度减肥，会引起不少的问题。我也在前面强调了，过度减肥还会引起月经不调，甚至不孕，这是我们不愿意看到的，我们减肥是为了让自己更好看，但是减肥也不要误入歧途。

因此，我们需要正确认识其正与反两个方面，营养摄入过度或者过少都对健康不利，我们一定要有这种保健知识，一定要避免这种"矫枉过正"的倾向，不然就会对健康造成伤害。

我在这里提一些健康减肥的建议。第一，少吃主食。我说的是少吃，不是不吃，一点都不吃不科学。我也提倡饮食多样化，讲究五谷杂粮、荤素搭配，可以多吃一些高粱米、小米、玉米面或者白薯等粗粮，坚持吃早餐，中午吃好，晚上吃少，以七成饱为宜。

第二，少吃甜食或者过咸的食物。甜食容易让人发胖，过咸的食物对身体不好，可能会引起血管硬化，可以多吃些蔬菜和水果。总之，饮食要本着低热量、低脂肪、低糖类和保持充足的蛋白质以及维生素的原则，保证身体的需要。

第三，要适当运动。可以说，运动是最健康的减肥方式。

我说一个关于华佗的故事。据说有一次华佗去郊外踏青，遇见了一个很胖的人，他的肚子圆得就像一个"大皮球"。华佗看他每走几步就要停下来喘喘气，走得非常艰难。华佗看不过去了，走过去向他自报姓名，说要帮他治疗。胖人当然乐意呀，他早就想改变现在的体形，但总苦于没办法，而现在有一个人跟他说，他的肥胖有得治，当然不能错过机会。他对华佗说他是城里卖肉的，如果华佗能治好他的肥胖，他保证华佗以后吃肉都不要钱。

华佗拒绝了他的好意，然后问了他的生活起居以及生活习惯。然后对他说，你这个肥胖很好治，不用针灸，也不用吃药，只需要嗑 2 两瓜子就行。胖人一听，忍不住怀疑，这个方法能行吗？华佗说了，当然不是让你坐在椅子上嗑瓜子，而是每天三更天起来，边走边嗑瓜子，嗑完瓜子再回去休息，至少要坚持 3 个月。胖人觉得这不是很简单的事嘛，于是回去照做了，第二天一大早起来就边走边嗑瓜子，刚开始挺轻松的，但是因为他胖，行走都很吃力，还要来回走 10 里路，累得实在吃不消。

幸好胖人决心想要改变自己的形体，坚持了 3 个月，一身胖肉果然少了许多，走路气不喘了，走 10 里路也比较轻松了。华佗还告诫他，从今以后，早睡早起、少卧多动、少荤多素，胖人也这样做了，果然肥胖症被治好了。

从这个故事中可以看出，要健康减肥，需要从饮食上、运动上以及生活习惯上作出改变，这才是最健康的减肥方法，所以女性朋友们想要减肥，最好每天做适量的运动，尤其有氧运动，像平地步行、爬坡步行、慢跑、游泳、打球等都是很好的有氧运功，在运动的同时还能有效促进身体多余脂肪的燃烧，达到维持健康的目的，苗条又美丽。

阴阳平衡是身体的良药

很多人都这样认为，跟男性相比，女性更容易衰老。男人四十一枝花，而女人呢，过了 25 岁，就开始走下坡路了。这个说法在一定程度上是有道理的，我从女性的心理和生理上来分析，这里涉及到阴阳平衡的概念，首先我先解释一下何为阴阳。

中医认为治疗疾病就是在调阴阳。那什么是阴阳呢？简单来说，是根据阴阳的能量特征来划分的。

比如说阳的能量特征就是温热、明亮、干燥、兴奋、亢进。因此，上面的、外面的、左边的、南方的、白昼的、春夏的等都属于阳。与之相反，阴的能量特征是寒凉、晦暗、湿润、抑制、衰退。所以，下面的、内部的、右边的、北方的、黑夜的、秋冬的等都属于阴。

世间的万事万物，不论怎么变化，归根结底，都离不开一阴一阳。人体也一样，中医正是抓住了这个特点，在认识疾病的过程中阴阳就是一个总纲领，无论是分析人体的结构、各脏腑的功能，还是疾病的变化，应用的也是阴阳的理论。

人类的疾病千种万种，不论是常见病，还是各大疑难杂症，在中医的理论里，这些疾病的发病原理只有一个，就是阴阳失衡。中医说"治病必求于本"，这里边的"本"也就是要达到阴阳平衡，即使疾病的症状消失，还不能算治好了病，只有把阴阳调好才能拔出病根。

　　我之所以说女性更容易衰老，主要因为女性的阴阳更容易失去平衡。首先从心理上来说，女性心思细腻，所以比男性更敏感一些，因此思考的事情多，在意的事情多，心情起伏变化大，思虑过度就会过度耗损津液，而且女性的抑郁和怒火都会伤到肝，造成肝气郁结，影响了肝藏血以及疏泄等功能。另外，从女性生理的角度，如月经、怀孕等，都离不开血。津液、精、血等属于阴精，阴精消耗过多，阴阳失衡了，就阳盛阴虚了。现在理解女性更容易衰老了吧，因为女性一不注意就阴阳失衡了，给疾病一个可趁之机。

　　当然不论男性还是女性，都会出现阴阳不调的情况，只是从心理和生理方面来分析，女性更容易出现阴阳不调，这个是有一些道理的。现代社会，男性的阴阳失调情况也随着压力的增大而不断严重。

　　我就拿男性精液异常性不育为例。精液异常，往往是男性不育症的主要原因，为什么会有异常，主要是因为肾阳虚或肾阴虚，或肾虚水不涵木，累及肝、脾而气滞血瘀或湿热下注。我一般是分这四个证型来治疗的。说到底，就是因为肾的阴阳失去了平衡，所以导致了男性精液出现了异常。

高某，是我治疗过的一个男性不育症的患者，初次找我治疗是在 2004 年的时候，他那时已经结婚 4 年了，跟妻子没有做任何的避孕措施，也一直没有怀孕。妻子去医院检查，结果显示都正常，他也去检查，在我院泌尿外科检查生殖器官发育正常，精液常规，精液总量为 5mL，但是无精子。高先生平素比较怕冷，手足发凉，形体也比较胖，便溏。经过我的诊断，他属于肾阳虚弱，也就是肾的阴阳失去了平衡，肾阴超过了肾阳，一派阳虚之象。根据手足发凉这个症状就可以简单地判断出来。

阳虚则寒，因为先天禀赋不足，后天又过度劳累，长时间生病导致营养不良，饮食不当、过度受寒、药物过量等，都会导致体内阳气不足而产生病理变化。也就是说，此时人的身体里阳气不足，阳无法压制阴而令阴相对亢盛，一般临床上的表现为脸色苍白，畏寒肢冷，舌苔淡，同时还喜静、不爱动，小便清长，下利清谷等虚象。

于是，我的治疗原则是温补肾阳，兼以填精。我给他开的处方由白人参、鹿茸蜡片、山茱萸、紫河车、枸杞子、熟地黄、当归、菟丝子、丹参、炒白术组成，一共给他开了7剂的量。吃完药之后找我复诊，他说服完药之后没有不适感，大便成形，于是我在上方的基础上去白术，改加砂仁。服药2个月之后，女方就怀孕了。我这个药方药物组成阴阳相配，因为患者主要是肾阳虚，所以这个药方也是以补肾阳为主，最终效果也非常好。

另外，对于阳虚的人，我推荐多吃些甘温的食物，比如羊肉、猪肚、鸡肉、带鱼等，少吃辛辣、生冷、不容易消化的食物。饮食上也要注意多样化，不要偏食，也勿暴饮暴食。如果畏寒怕冷的话可以多喝些生姜蜂蜜茶,大枣红糖茶等。

接下来我来说一说与阳虚相对的阴虚。阴虚是因为阳邪伤阴、情绪过激化火或长时间生病伤阴,导致体内阴液不足而产生的病理变化。也就是说此时人的体内阳气相对旺盛一些,如果你有手足发热、心胸烦热、发热不高或某一特定时间发热变重、面红如火、咽干口燥、舌质红、舌苔少等热象,也有消瘦、盗汗等虚象,那么你就是阴虚了。此时需要通过滋阴制阳的药物来补足阴气。

吃药的同时配合食疗会更好,阴虚的人要注意饮食清淡,可以多吃些芝麻、糯米、蜂蜜、乳品、甘蔗等,少吃肥腻厚味、燥热的食物。另外可以适当地喝些温性的茶,如绿茶、黄茶等。

其实,治病的根本就是调阴阳。阴阳平衡,那么人就会健康;阴阳失衡,那么人就会患病、早衰,甚至死亡。高先生的阴阳调和过来了,所以他的病治好了,并且有了孩子。可以说,健康的宗旨就是保持生命的阴阳平衡。

而调节阴阳平衡还可以从以下方面入手，饮食、运动、心理、按摩、气功，并应起居有常，顺应四时，配合中药治疗等，都可以把失衡的阴阳慢慢地调理回来。

我每日早起必会到林子里练气功。先放松四肢，摒弃杂念，凝神静气，意守丹田，再鼻纳口吐，一呼一吸，深吸自然之清气，深吐自然之浊气。因为我认为，利用自然之气可以调理全身的精、气、血、脉，会心旷神怡，头脑清醒，精力充沛。

到了晚上做按摩，因为这样可以调和营卫，利消水谷，还能使气血运行畅通，消除疲劳，增强体质。

人应该顺应自然、顺应四季变化。我很注意随着四时气候增减衣物、调整运动量以及作息时间，适应自然气候的变化，保持与外界万象吻合，才能维持身体阴阳之平衡。

我也坚持起居有常，每天保证睡足 8 个小时，按时休息，天亮即起，坚持午休。中医学认为，睡眠与清醒是人体寤与寐之间阴阳动静对立统一的功能状态，昼属阳，夜属阴，人体阴阳也随昼夜而消长变化。寤与寐的交替，寤属阳，寐属阴，故日落而寐，日出而寤。睡眠好则精力充沛，思维清晰，身体舒适，反之则精神疲惫，身体困乏。

有人认为想要健康就必须滴酒不沾，其实不用这样，我每天都喝五钱至一两白酒。因为我喜欢吃肉，所以每逢吃肉就必定会喝酒，因为白酒有活血怡神、祛油脂的功效。喝酒只要不过量就行，没必要一滴酒都不喝，喝一些对身体反而还有些好处。

但若起居无节，酒色过度，会损伤人体正气，导致各种疾病。天人相应，顺应自然。自然界四时气候变化必然影响人体，使之发生相应的生理和病理反应。人体疾病的发生，是与自然界息息相关的，只有掌握其规律，适应其变化，才能祛病保健。

所谓阴阳平衡，就是阴阳双方的消长转化，既不过分也不偏衰，呈现着一种协调的状态。而饮食、运动、起居有常等这些因素，都有利于把失衡的状态慢慢地调回平衡的状态，所以保持阴阳平衡是身体的良药。

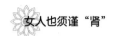

未病先防，告别亚健康

治未病最早要追溯到《黄帝内经》，《素问·四气调神大论》说道"是故圣人不治已病治未病，不治已乱治未乱，此之谓也。夫病已成而后药之，乱已成而后治之，譬犹渴而穿井，斗而铸锥，不亦晚乎！"意思是高明的医生往往在未表现出病症的时候就把病给治了，治理国家也一样，在发生乱子之前治理好了，总比乱子发生之后再来收拾烂摊子要好。如果等病发生了，乱子形成了，再来治疗和治理，相当于渴了才知道凿井，临到打仗了才去铸造兵器，已经晚了。所以在病尚未形成之前就把它给预防了，那不是比较简单吗，假如等到病成形了，牢牢地扎根在身体上，这时候你想除掉它可能就无计可施了。

任何疾病的发生都不是突然发生的，这里面有一个发展的过程，从无形之中慢慢累积到最后成了形，病症就表现出来了。因此，在成形之前，还是可以通过各种办法来预防疾病的发生的，而一个高明的医生是可以在疾病形成之前看得出来的。我又想讲一个历史故事，这次是关于扁鹊的。

《韩非子·喻老》中有一篇故事《扁鹊见蔡桓公》，说的是扁鹊觐见蔡桓公，见了面之后，扁鹊说："在您的肌肤纹理间有一些小病，不医治的话恐怕会加重。"蔡桓公不以为然，说寡人没病，在扁鹊离开之后，还对其左右说："医生喜欢给没病的人治病来当作自己医术上的功效。"

过了 10 天左右，扁鹊再次去觐见蔡桓公，他发现蔡桓公的病更重了一些，于是对他说："您现在的病在肌肉里了，如果不及时治疗将会变得严重。"蔡桓公依然觉得自己没有病，所以没有搭理他，等扁鹊离开之后，蔡桓公满脸不悦。

又过了 10 天，扁鹊再次见到了蔡桓公，说："您的病已经到肠胃了了，不及时治疗的话会更加严重。"蔡桓公依然没有理睬，在扁鹊离开之后，又很不高兴，明明自己什么症状都没有，偏说我有病，扁鹊这人到底什么意思呢?

又过了 10 天，扁鹊远远地看见了蔡桓公，但是这次他并没有说什么，而是直接掉头走了，蔡桓公感到很奇怪，于是就派人去问扁鹊何故。扁鹊说："小病在皮肤纹理之间，用药物热敷一下就可以治好了；病在肌肉和皮肤里，此时用针灸也可以治；病在肠胃里，用汤药也可以调理，达到治病的目的，但是呢，如果病发展到骨髓里了，那就是司命神仙管辖的事了，医生此时也是没有办法了，既然病已经到了骨髓，我也就不请求给他治病了。"

果不其然，又过了 5 天，蔡桓公身体疼痛，于是派人去找扁鹊，可此时扁鹊已经逃到秦国去了，又过了不久，蔡桓公就病死了。

从这个故事中，我们可以知道，疾病有一个发展的过程，某个脏腑病变，在还没有明显的症状之前，我们身体的某些部位就会发现相应的异常变化，由浅及深，小病易治，大病难治。因此，在发展成为大病之前，疾病的症状比较轻，这时候也容易治疗，所以应该要重视早期诊断，及时治疗。这也再次说明了治未病的重要性。

你知道吗，治未病和亚健康有相似之处。如今人们生活水平提高了，对于健康和养生更加重视了，所以"治未病"也被提到了前所未有的高度，就是在这一观念的背景下西方提出了"亚健康的"概念。世界卫生组织把机体无发生器质性病变，但有一些功能发生改变的状态称为"第三状态"，我国则称为"亚健康状态"。不论是治未病，还是亚健康，都是以预防为主，阻挡疾病发生的趋势，在还没有形成病变之前采取措施，把疾病扼杀在摇篮里。

亚健康就是处在"非病非健康的状态",让现代医学无奈,明明用医学器械都检查不出来,可是身体却有一些小的问题。临床上表现为一个人明明浑身上下不舒服,可是去医院检查,却没有查出任何问题。

亚健康其实是西医提出来的,中医是没有亚健康这个说法。但是呢,如果患者去看中医,医生不会忽略了患者的感受,如果身体不舒服了,那肯定就是有毛病了,这些让你不舒服的症状就是身体给你的一个信号,告诉患者他的身体失去了往日的平衡,需要调理了,如果不管,那就会发生器质性的改变。

从这里又看出了中西医看待疾病的不同。西医是客观的、相对的,而中医则是带有"主观上的感觉"。西医认为,症状往往只是表面现象,我们要通过现象看到本质才行。因此,患者一来,就让他去做这个那个检查,通过这些检查才能发现疾病的本质,找到病因,并且有针对地治疗。但一个患者去找中医看病,中医会很重视患者"主观上的感觉",

因为这些都是医生的辨病根据，根据患者的症状来辅助自己的诊断。

我客观地说，中西医这种辨病方法各有各的优势，而中医在诊断亚健康这个领域方面会更有优势，因为器械是检查不出来的，但人们可以描述怎样不舒服。也就是说，中医的"证候"要比西医的病提前，可以来一个超前诊断，通过望闻问切及早发现问题，把它扼杀在萌芽状态，这也是中医所说的"治未病"的观念。

世界卫生组织有过调查，截至2014年底，全球健康人只占人群总数的5%，有20%的人被确诊患有各种疾病，而有75%的人处在健康与疾病之间的亚健康状态。可见，亚健康已经是大家都应该重视的问题了。

那我们怎么判断自己是否是亚健康呢？如果你总是感到很疲惫，一整天都没精打采，还总是失眠、焦虑、烦躁、说话声音低微、头发枯黄、抵抗力差，隔三差五就感冒，而且食欲差，肠胃也不好，不是拉稀就是便秘，按照中医来讲，此时已经在亚健康状态了，再加上胃口不好，便秘或拉肚子，也都证明了脾胃功能差。

那么该如何预防亚健康呢？这要从多个方面入手。首先，要保持良好的心态，不过度思虑，"思则伤脾""脾胃是后天之本"，过多的费神和忧虑会把人体后天的老本给赔进去了，具体的做法可以看本章的第一节，学会保持心情愉快和良好的心态。

要保持良好的心态，我想说的一点是要学会淡泊名利。人要知足才会常乐，因此不要把名利看得太重，否则心情会很容易受到影响。现在有一些老年人退休之后，仿佛就有大把的时间胡思乱想，思虑多了，毛病也多了起来，所以我建议老年人可以去做自己喜欢的事情，或者去短期旅旅游都是不错的选择。我自己虽然年纪大了，但还是坚持应诊，我之所以坚持出诊，是因为我觉得生命不息，应奋斗不止，以医为乐，永远进取。

第二，要坚持适量的运动。尤其现在的白领长时间坐办公室面对着电脑工作，久坐很不好，而且很容易发胖，随着工作压力加大，各种毛病就该找上门了。"生命在于运动"，还是需要挤出一些时间出来运动运动。我自己也一直坚持运动，我主要的运动是晨练。清晨起床后，我总是认真地做头部、眼部、上肢和腰腿部、足部运动。尽量每天出去慢跑，但是现在上了年纪，膝关节不灵活了，于是改成了散步。在这里得提醒一下，老年人运动要以不累着自己为宜，最好选择散步，打太极拳等运动。

如果通过自我调节还是感觉不舒服的话，可去找中医治疗。让中医给你一个健康的食谱来食疗，或者开药方来治疗，或者用按摩、针灸、推拿、拔罐等方法，都可以把亚健康调回健康的状态。